TROIS MOIS

DE

CHIRURGIE DE GUERRE

DANS LA ZONE DE L'ARRIÈRE

(Hôpital Temporaire N° 5)

NOTES CLINIQUES ET THÉRAPEUTIQUES

PAR

G. LÉO

ANCIEN INTERNE DES HOPITAUX DE PARIS
ANCIEN CHEF DE CLINIQUE CHIRURGICALE A L'HOPITAL NECKER
AIDE-MAJOR DE PREMIÈRE CLASSE
DE LA RÉSERVE DE L'ARMÉE TERRITORIALE

PARIS

A. MALOINE, ÉDITEUR

25-27, RUE DE L'ÉCOLE-DE-MÉDECINE, 25-27

—

1915

TROIS MOIS

DE

CHIRURGIE DE GUERRE

DANS LA ZONE DE L'ARRIÈRE

TROIS MOIS

DE

CHIRURGIE DE GUERRE

DANS LA ZONE DE L'ARRIÈRE

(Hôpital Temporaire N° 5)

NOTES CLINIQUES ET THÉRAPEUTIQUES

PAR

G. LÉO

Ancien Interne des hôpitaux de Paris
Ancien Chef de clinique chirurgicale à l'hôpital Necker
Aide-Major de première classe
de la réserve de l'armée territoriale

PARIS

A. MALOINE, ÉDITEUR

25-27, RUE DE L'ÉCOLE-DE-MÉDECINE, 25-27

1915

A

M. le Docteur MARTIN

MÉDECIN INSPECTEUR DE L'ARMÉE

Témoignage de respect et de reconnaissance

AVANT-PROPOS

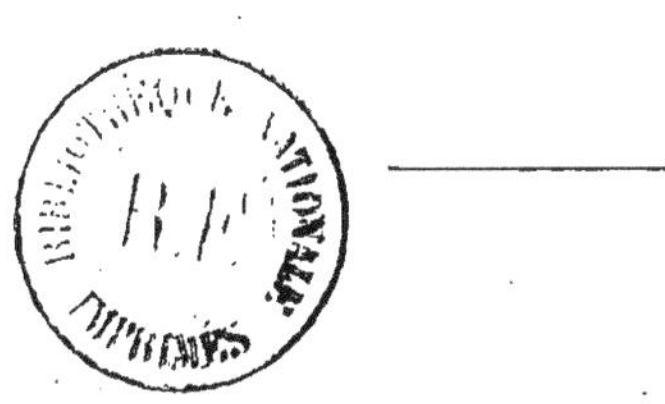

Je prie M. le docteur Oursel, Maire de la ville où ces
lignes furent écrites, guide avisé et ferme soutien des
citoyens qui l'habitent, de trouver ici l'hommage de mes
sentiments respectueux.

Opérer et soigner des blessés dans un hôpital militaire; prendre leurs observations; les réunir en faisceaux, ne constitue pas une tâche facile, en temps de
guerre.

Elle ne peut être remplie qu'avec l'aide de collabora-
teurs dévoués.

Que mon éminent collègue, le docteur Veslin, chirurgien de l'hôpital mixte de cette ville, soit remercié de sa
cordiale confraternité. Il a partagé avec moi la confiance
des docteurs Cavle, Franceschi, Stephani, Guerrier,
Agut, médecins-chefs d'hôpitaux militaires, sans lesquels
les observations réunies ici, eussent été moins nombreuses et moins utiles.

Mes amis, les docteurs Séguin, Godeau, Moutier, m'ont
offert de précieuses observations.

MM. les docteurs Séguin, Godeau, Guiton et Briand, Dumesnil, Lelièvre (de Paris) m'ont aidé directement à exécuter plusieurs opérations relatées dans cet ouvrage. Qu'ils veuillent bien en agréer mes remerciements.

E..., 30 novembre 1914.

INTRODUCTION

Cet ouvrage a été écrit pour les confrères, non spécialisés en chirurgie.

La mobilisation les a brusquement placés, en grand nombre, sur le terrain chirurgical.

Ils y ont fait preuve du plus grand dévouement et il ne pouvait en être autrement.

Mais la guerre a fait surgir des affections chirurgicales qui lui sont presque spéciales.

Elle a fourni, en séries nombreuses, des modalités pathologiques, que le temps de paix ne fournit qu'à l'état de cas isolés, rares, voire même rarissimes.

Les chirurgiens de carrière entre les mains desquels ces cas étaient concentrés dans les hôpitaux de l'armée, y ont puisé des enseignements. Ils ont pu rassembler quelques documents utiles sur ces questions : hémorragies secondaires, gangrène gazeuse, tétanos, qui sont vieilles comme le monde, mais que la main bienfaisante du grand Pasteur avaient écartées, pour le temps de paix, des préoccupations habituelles des praticiens.

Il a fallu une guerre funeste pour réveiller, en 1914, ces puissances morbides, qui semblaient si bien assoupies.

L'Hôpital temporaire n° 5 a reçu, du 1er septembre 1914 au 30 novembre 1914, exactement 660 *blessés*.

Les décès ont été au nombre de 9. La mortalité pendant ces trois mois, a donc été de 1,37 p. 100, bien inférieure à la mortalité globale de 3,48 p. 100 donnée par la statistique officielle pour l'ensemble de tous les hôpitaux temporaires en France.

Cette faible mortalité de l'Hôpital temporaire n° 5, n'est pas due à une heureuse série de cas légers. Il s'est trouvé placé, pendant la bataille de la Marne, en septembre, de façon à recevoir directement des blessés des régions les plus occidentales du champ de bataille. Il a, de plus, recueilli souvent des blessés, destinés à des villes plus éloignées, et que leur mauvais état empêchait de poursuivre leur voyage. Il a recueilli, entre autres, descendus de trains destinés à l'ouest de la France, deux agonisants, qui ont succombé, l'un quatre heures, l'autre, deux jours, après leur admission à l'hôpital.

Les cas de tétanos, au nombre de six avec deux guérisons, les grands fracas des membres, les plaies articulaires infectées, etc , ne lui ont pas fait défaut.

C'est donc un hôpital qui ne l'a cédé à aucun autre, pour la variété et l'intérêt clinique et thérapeutique des cas qu'il a recueillis, au hasard des évacuations de l'avant vers l'arrière.

Mais une sélection est logique et indispensable parmi ces 660 cas, admis en trois mois.

L'immense majorité de ces cas fournira la matière de statistiques, de commentaires, sur des affections déjà étudiées et connues dans leurs grandes lignes. Toutes les sciences, et celle de la chirurgie entre autres, évoluent si vite que les documents nouveaux sont toujours les bienvenus.

Mais à côté de cette majorité de cas de fractures, d'infections variées, il se trouve un groupe, assez restreint de modalités cliniques, connues certes, et étudiées, mais que le temps de paix ne donne pas l'occasion d'observer par séries importantes. Les hémorragies secondaires, la gangrène gazeuse, les projectiles intra-articulaires, font essentiellement partie de ce groupe, dont l'origine est facile à mettre en évidence. Ce sont les germes pathogènes dont *la terre* est souillée toujours, et qu'elle inocule aux plaies des blessés de guerre, qui donnent à ces plaies leur allure spéciale, leur caractère essentiel, de « plaies de guerre ».

Il est donc évident que l'étude de ces faits cliniques particuliers, a tout avantage à être faite, *pendant la guerre*, pendant que ces faits sont sous les yeux de

tous les médecins des formations sanitaires de l'avant
et de l'arrière.

S'il s'agissait de disserter sur des statistiques glo-
bales imposantes ou de compiler des travaux d'au-
trui, ce serait bien là une besogne de paix, à renvoyer
à une date ultérieure.

Mais s'il s'agit de recueillir personnellement les
faits vécus, pour en tirer une leçon d'expérience
immédiate, peut-être incomplète, mais peut-être
aussi profitable de suite, les lignes qui composent cet
ouvrage ne seront pas toutes inutiles.

Que les chirurgiens qui disposent pendant cette
guerre, de tribunes retentissantes et de loisirs pour
y monter, le fassent, pour l'instruction de tous.

Mais que ceux qui ont la ressource de dicter des
notes, sans s'arrêter d'opérer, le fassent aussi, pour
que rien ne se perde, dans le champ fécond et répa-
rateur de la chirurgie, refuge des victimes du champ
de bataille.

TROIS MOIS

DE

CHIRURGIE DE GUERRE

DANS

LA ZONE DE L'ARRIÈRE

(Hôpital temporaire nᵒ 5)

CHAPITRE PREMIER

HÉMORRAGIES SECONDAIRES

ARTÉRIELLES ET VEINEUSES

Les hémorragies secondaires dont il s'agit ici, sont celles qui surviennent un temps appréciable, mais variable, après une blessure par coup de feu, et sans nouveau traumatisme.

Cette expression de « traumatisme » ne s'applique pas aux interventions chirurgicales ; il est nécessaire de bien le préciser, sous peine d'exclure tout un groupe d'hémorrágies secondaires, qu'il serait difficile de classer. Le terme d'hémorragie secondaire a pour base solide, un fait d'anatomo-pathologie, très simple, qui est le suivant : Un vaisseau blessé a saigné, mais a été obturé par un *caillot* sanguin. Si ce caillot *est déplacé*, avant la cicatrisation définitive du vaisseau, ce vaisseau saigne à nouveau, et ce deuxième saignement devient une hémorragie secondaire. Faut-il admettre qu'une esquille acérée puisse perforer secondairement un vaisseau jusque-là indemne ? C'est possible.

C'est donc l'anatomie pathologique qui domine le terme d'hémorragie secondaire. Mais une expression clinique répond forcément à ce fait anatomique. Elle peut le faire de deux façons : ou bien l'hémorragie qui résulte du déplacement du caillot, se fait à l'extérieur du corps, ou bien elle se fait dans le foyer de la blessure, où elle constitue un « hématome », non accompagné de saignement visible à l'extérieur. Cet hématome est bridé par les parties molles, jusqu'au moment où le chirurgien les incise. Alors, les caillots sont expulsés ; leur pression ne fait plus contrepoids à la pression sanguine du vaisseau lésé ; il recommence à saigner, sous forme « d'hémorragie secondaire », sous les yeux de l'opérateur. L'acceptation de ces hématomes dans la classe des « hémorragies secondaires » ne peut se faire qu'à la condition d'en exclure, bien entendu, les hémorragies qui résulteraient d'une nouvelle blessure du vaisseau par l'opérateur. Un fait pareil n'aurait rien à voir avec la simple incision des parties molles *périvasculaires*, jusque-là suffisantes pour maintenir le caillot en place.

Les hémorragies secondaires existent dans la pratique civile, aussi bien que dans celle de la guerre, car la chirurgie est une, comme l'anatomie, comme la physiologie. Mais les blessures de guerre y prédisposent certainement et en multiplient les cas. Entre l'époque de la guerre de 1870-1871, de la période prépastorienne, qui fut celle des infections victorieuses, de la chirurgie embryonnaire et impuissante, et l'époque de la guerre de 1914-1915, qui est celle des germes pathogènes connus, de la phagocytose étudiée, de l'immunité possible, de l'anaphylaxie révélée, de l'asepsie et de l'antiseptie agissantes, il y a un tel abîme, qu'il n'est pas inutile de considérer les résultats obtenus par la thérapeutique chirurgicale moderne, dirigée contre ces blessures de guerre.

J'ai eu, pour ma part, en trois mois, septembre, octobre, novembre 1914, l'occasion de lier, sept fois, d'urgence, des artères lésées, et dont l'hémorragie secondaire, postérieure à la blessure reçue sur le champ de bataille, mettait en danger immédiat la vie des blessés.

Mon collègue, le D⁻ Moutier, de l'Hôpital temporaire n° 26, a bien voulu me communiquer une observation d'hémorragie secondaire de la *veine* humérale à la partie supérieure du bras, d'où un total de huit observations.

Date d'apparition des hémorragies secondaires.

La date d'apparition de ces hémorragies, par rapport à celle de la blessure, donne le tableau suivant :

Sixième jour	2 cas
Septième jour	2 —
Onzième jour	1 —
Vingtième jour	1 —
Vingt et unième jour	1 —
Trente-quatrième jour	1 —

Ou bien encore :

Première semaine	4 cas
Deuxième semaine	1 —
Troisième semaine	2 —
Cinquième semaine	1 —

La moitié des cas a évolué les deux derniers jours de la première semaine. Un quart des cas a évolué à la fin de la troisième semaine.

Le dernier quart se partage un cas de la deuxième semaine, et un cas de la cinquième semaine. Mais ce dernier cas fut, pour ainsi dire, provoqué, par une thérapeutique sans laquelle se serait développé un anévrisme faux, plutôt qu'une hémorragie secondaire (voir l'observation I). On pourrait donc conclure, d'après mes huit observations, que la première semaine est celle de la plus grande fréquence des hémorragies secondaires, et que le danger ne disparaît qu'après la troisième semaine.

Trois fois, l'hémorragie secondaire ne s'accompagnait d'aucune fracture : ce sont les faits rapportés par les observations I, II, III, survenus le sixième, le onzième et le trente-quatrième jour.

Cinq fois existait une fracture esquilleuse, avec laquelle l'hémorragie secondaire est survenue trois fois le septième jour, une fois le vingtième jour, et une fois le vingt et unième jour.

Il n'y a pas de conclusion nette à tirer de ces constatations.

Il n'y a pas davantage de renseignements utiles à tirer de l'importance de l'hémorragie primitive survenue au moment même de la blessure. Les vaisseaux qui ont beaucoup saigné au début, sont :

Une artère tibiale antérieure ;
Une artère tibiale postérieure ;
Les branches perforantes artérielles de la ligne âpre du fémur.

Ceux qui ont moins saigné au début, sont :
Deux artères humérales ;
Une veine humérale ;
Une artère intercostale.

Mais les appréciations de la quantité de sang perdu

sont celles des blessés eux-mêmes, et ne présentent aucune garantie d'authenticité.

Influence des voyages et déplacements.

Il est plus important de constater avec une grande certitude, que les déplacements, les voyages, les transports en voiture, en brancard, en cacolet, en chemin de fer, dans des wagons quelconques, *n'ont pas provoqué une seule fois* d'hémorragie grave, dans les huit cas analysés ici.

L'observation IV est très explicite à cet égard. Voilà un blessé qui saigne notablement dès la première minute, et chez lequel, bien évidemment, l'artère tibiale postérieure est sectionnée par le projectile. Ce blessé est un de ceux dont le transport a été le plus compliqué. Il a voyagé du 13 au 19 septembre, pendant six jours et de façon inconfortable. A-t-il eu une hémorragie sérieuse de ce fait? En aucune façon; et si le 18 septembre, son pansement imbibé doit être refait, il ne s'agit nullement d'une hémorragie sérieuse, provoquée par le transport ou par les heurts. C'est quinze jours plus tard, vingt jours après la blessure, dans un hôpital confortable, bien couché dans un lit excellent, sans aucun heurt, ni aucune brutalité, que son caillot se détachera soudainement de l'artère tibiale postérieure, coupée sur le champ de bataille, et qu'il sera en danger d'hémorragie mortelle.

Il en est de même pour le blessé de l'observation II qui voyage du 22 au 27 septembre et dont l'artère humérale n'entre en ligne de compte que le 31 octobre, à l'hôpital, et au moment où le blessé allait entrer en convalescence.

L'artère intercostale du blessé du 8 octobre, de l'observation III, a saigné le 11 octobre, en voyage, mais cette hémorragie n'a donné lieu à aucun incident notable. On a refait le pansement le 11 octobre à Saint-Pol, sans que le blessé fût incommodé par le sang perdu. Il n'était pas dans l'état sérieux qui nécessita, dix jours après son séjour dans un lit d'hôpital, la ligature des vaisseaux du huitième espace intercostal.

Le blessé du 11 octobre de l'observation I, a eu un suintement sanguin notable, douze heures après sa blessure, au cours de son voyage. La voiture qui le transportait dut s'arrêter en cours de route pour faire serrer le pansement par un médecin-major. Mais il résulte de la lecture de l'observation, qu'il s'agissait là de la *continuation momentanée de l'hémorragie primitive*, et non pas d'une hémorragie secondaire résultant du transport survenue six jours plus tard.

De même l'observation V n'est pas celle d'un homme qui ait saigné en voyage. Le suintement sanguin pendant le voyage avait existé; mais il avait cessé bien avant l'arrivée du blessé à l'hôpital, comme en témoigne le fait que le brancard et le blessé étaient collés l'un à l'autre par le sang desséché à la face postérieure de la cuisse et du dos. Il est possible que le transport ait joué un rôle dans ce suintement sanguin. Mais ce suintement n'est rien, ne vaut pas la peine d'être mentionné, si on le compare à l'hémorragie très accusée survenue spontanément, dans le lit, trois jours plus tard, et surtout si on le compare à l'hémorragie vraiment formidable qui surgit à l'ablation des caillots, pendant l'intervention, le 2 octobre, sept jours après la blessure.

Encore bien typique est le cas du blessé de l'observation VI. Blessé le 8 octobre, il arrive à l'hôpital le 10 octobre. Aucune hémorragie n'a eu lieu, pendant vingt et un jours consécutifs, ni en route, ni à l'hôpital. Son cas est celui d'une fracture de l'humérus, très infectée, et très esquilleuse. Mais pendant vingt et un jours, dont dix-neuf de lit d'hôpital, il n'est pas question de saignement, ni léger, ni autrement. Et cependant le vingt et unième jour, dans son lit, le blessé, la nuit, fut pris d'une hémorragie si grave qu'il mourut onze jours plus tard, des complications pulmonaires que son état exsangue ne lui permit pas de surmonter.

L'observation VII, due à l'obligeance du D' Moutier, ressemble à la précédente, avec la différence qu'il ne s'agit plus d'artère, mais de veine humérale.

Enfin le blessé qui fait l'objet de l'observation VIII, blessé le 11 novembre 1914, fut hospitalisé le 15 novembre. L'hémorragie importante du début ne s'était pas renouvelée en cours de route. Après un séjour de trois jours dans un lit d'hôpital, une hémorragie survint spontanément et sournoisement, et nécessita une intervention le septième jour après la blessure.

L'ensemble de ces observations montre que les causes extérieures, les chocs, les heurts, ne jouent pas de rôle apparent dans la production des hémorragies secondaires. Leur pathogénie est bien plus complexe. Est-ce à dire qu'aucun blessé n'a jamais eu d'hémorragie secondaire grave, pendant un transport quelconque ?

Il serait puéril de le prétendre ; il est certain qu'en temps de guerre, comme en temps de paix, des blessés ont dû voir survenir des hémorragies secondaires, légères, ou graves, pendant leur transport.

Mais la lecture des huit observations sur lesquelles se base la présente étude, montre que huit blessés ont eu leurs artères : humérale, tibiale antérieure, tibiale postérieure, recurrentes du coude, perforantes de la ligne âpre du fémur, soit coupées net sur le champ de bataille, soit exposées au contact d'esquilles acérées, et que ces huit blessés n'ont pas eu d'hémorragie grave pendant des transports et des cahots variés, de plusieurs jours de durée, alors qu ils ont, tous les huit, eu leur vie en danger par des hémorragies survenues dans leurs lits, après plusieurs jours de repos complet, dans des hôpitaux temporaires confortables et bien installés.

Importance et rôle de l'infection.

Ce que ces déplacements, toutes les péripéties et les aléas du voyage, n'avaient pas réalisé, une autre cause, autrement impérieuse, autrement puissante, l'a déterminé chez nos huit blessés. Cette autre cause qui domine, de haut, toute l'histoire des hémorragies secondaires, c'est la présence dans la plaie de germes pathogènes en activité, c'est l'infection.

Cette pathogénie est bien connue, et ce n'est pas un sujet d'étonnement que de la retrouver. Mais il n'est pas inutile de relever que, parmi les huit blessés, six sont entrés à l'hôpital avec une suppuration profuse, et que les deux autres, pour ne pas être inondés de sérosité infectée et de pus, qui traversaient pansement, linge et matelas, n'en avaient pas moins des plaies septiques au premier chef. Tous les huit avaient des plaies infectées.

La *prophylaxie de l'hémorragie secondaire* se confond donc avec *la lutte contre l'infection des plaies.*

Influence et rôle des esquilles acérées et de l'infection.

La part faite à l'infection, faut-il réserver une influence quelconque aux esquilles des foyers de fractures? Ou faut-il voir une simple coïncidence, dans le nombre de cinq fractures esquilleuses, sur huit hémorragies secondaires ?

Il est classique d'admettre le rôle pathogénique des esquilles ; et quoique je n'aie pas eu l'occasion désirée de prendre une de ces esquilles en flagrant délit de perforation d'un vaisseau, je les ai vues si menaçantes, si aiguës, si acérées, si proches des vaisseaux qui saignaient, qu'il ne semble pas possible de dénier un rôle offensant pour les artères, pour les veines, à des fragments osseux si piquants et si tranchants.

Il faut, du reste, remarquer combien l'infection, cause première des désordres qui mènent à l'hémorragie secondaire, a modifié les rapports des vaisseaux par rapport aux os et à leurs fragments. En anatomie normale, les vaisseaux, dans leurs gaines celluleuses lâches, roulent et fuient avec une facilité particulière devant toute pression extérieure à leur paroi. Il est inutile d'insister sur une vérité aussi banale et incontestée. De plus, s'ils se trouvent au contact d'os quelconques, ils roulent sur des os unis et lisses, immobiles par rapport à eux.

Dans le cas de plaie esquilleuse infectée, c'est l'inverse qui se produit. Les os, en fragments, sont devenus mobiles ou mobilisables, et les contractions musculaires les déplacent, peu ou beaucoup suivant les cas, et suivant les régions atteintes. Quant aux vaisseaux, l'*infection les a figés* dans une position unique ; les vaisseaux ont cessé d'être mobiles, et ils sont même devenus non mobilisables, agglutinés avec les nerfs parfois, ou avec le tissu cellulaire avoisinant, en une masse indurée, qui manque totalement de souplesse. L'observation VI est celle qui a le mieux montré ce résultat de l'infection du paquet vasculo-nerveux. Une très longue incision sur la face interne du bras m'a montré, agglutinés dans une gangue épaisse, artère et veines humérales et nerfs du plexus brachial. Il fallut inciser cette gangue au bistouri, pour y trouver l'artère humérale méconnaissable.

Si donc l'*esquille est mobile à cause de la fracture*, et le *vaisseau immobile à cause de l'infection*, les conditions requises existent, pour que l'esquille vienne blesser le vaisseau.

Cette considération d'anatomie pathologique explique à la fois, pourquoi les hémorragies secondaires observées n'ont pas eu lieu avant le septième jour, c'est-à-dire avant que l'infection ait suffisamment induré le paquet vasculo-nerveux, et pourquoi elles ont pu se produire encore le vingtième, et le vingt et unième jour, c'est-à-dire quand le vaisseau bien immobilisé par l'infection était à la merci d'un léger déplacement d'esquille voisine.

Il est évident qu'il n'est pas nécessaire pour que l'hémorragie secondaire se produise par ce mécanisme, que l'esquille perfore réellement la paroi du vaisseau. Il suffit qu'elle déplace le caillot, jusque là suffisant, qui obturait la plaie vasculaire, contemporaine de la fracture elle-même.

Il est évident aussi que toutes les hémorragies secondaires dans les foyers infectés de fractures esquilleuses, n'ont pas cette pathogénie. Puisque l'infection suffit à provoquer des hémorragies secondaires, dans des plaies sans aucune fracture (observations I, II, III) il est certain que l'infection seule peut suffire aussi dans le cas de fracture concomitante.

Je ne plaide pas le monopole des esquilles dans la production des hémorragies secondaires, je plaide seulement, et avec conviction, la possibilité pour elles, d'être l'agent de l'hémorragie secondaire. Leur action est probable dans les cas (observations IV, V, VI, VII, VIII), où des pointes osseuses acérées lacèrent les gants, accrochent les compresses, embrochent les parties molles, au cours de l'intervention chirurgicale destinée à lier un paquet vasculo-nerveux, noyé dans ce foyer de fracture, profondément infecté et figé dans une gangue immobile.

Ce rôle de l'infection, favorisé ou non par la présence d'esquilles, paraît mis en évidence d'une façon lumineuse dans une observation unique de notre série. Le foyer rempli de caillots de cette hémorragie était *aseptique*; il avait évolué pendant trente-quatre jours (voir observation n° I), de façon absolue et *silencieuse*. Si l'on s'en tenait à ces seules indications, on pourrait croire qu'une blessure *aseptique* d'une artère humérale, est susceptible de donner une hémorragie secondaire le trente-quatrième jour; mais, si l'on a soin de remarquer que cette hémorragie secondaire a été provoquée pour ainsi dire accidentellement par une *incision*, faite de propos délibéré, par un jeune confrère, sur ce foyer silencieux et latent, on constate, au contraire, que ce cas unique jette un jour lumineux sur la pathogénie des hémorragies secondaires et sur l'infection qui les provoque.

Si l'on suppose que cette incision, due à une hésitation de diagnostic, et nullement urgente, ne fût pas intervenue, il semble évident que le foyer hémorragique primitif se serait peu à peu débarrassé de la partie la plus importante des caillots qui l'encombrait. La cavité qui le remplissait, remise brusquement ou lentement en communication avec la lumière de l'artère humérale lésée, aurait produit un anévrisme faux consécutif, et nullement une hémorragie secondaire. En sorte que ce cas, qui ne rentre que cliniquement dans le cadre des hémorragies secondaires, a été soigneusement retenu et mis en tête de la série des huit observations, pour former, avec les sept autres, un contraste instructif et un puissant argument dans la défense de cette thèse que l'hémorragie secondaire est foncièrement sous la dépendance d'un seul facteur qui est : l'infection.

Symptômes des hémorragies secondaires

Une seule particularité clinique résulte de l'examen des huit observations et plus spécialement des observations III, IV, VI et VIII. Elle consiste dans l'annonce de l'hémorragie secondaire grave par des hémorragies préalables, discrètes, et ne mettant pas la vie en danger. C'est un début progressif, qu'il est utile de connaître, pour mettre en œuvre, sans plus attendre, la seule thérapeutique efficace : la ligature.

A ce début progressif, s'oppose le début brusque des quatre autres cas, dans lesquels l'inondation de sang fut inopinée et imprévue. Il est évident que le caillot, temporairement obturateur, peut se détacher en une fois, ou en plusieurs étapes, et ces deux modalités bien rationnelles doivent être connues d'avance.

Pour le reste, les symptômes de ces hémorragies secondaires sont les mêmes que ceux de toute hémorragie grave, externe ou interne, et s'accompagnent de la même pâleur des téguments et des muqueuses, des mêmes tendances syncopales, ou de syncopes confirmées, et de la même fréquence du pouls, d'autant plus grande que la perte de sang est plus accentuée.

Pronostic

« On ne doit pas mourir d'hémorragie de vaisseaux des membres. » Cette affirmation garde toute sa valeur en temps de guerre, quand il s'agit d'hémorragies *secondaires*.

Aucune n'est survenue avant le sixième jour; certains blessés ont été hospitalisés dès le deuxième jour (observations I, III, VI, VII), les autres ont rapidement pris contact avec une ambulance, où la ligature pouvait être faite. La chirurgie a donc toujours été, à temps, à leur portée.

Mais la chirurgie mise en œuvre, selon les règles de l'art, est-elle toujours efficace?

Elle l'est pour arrêter l'hémorragie et pour empêcher le blessé d'y succomber.

Elle ne l'est pas toujours pour empêcher l'hémorragie de créer, par son fait, un nouvel état pathologique, qui aggrave les lésions concomitantes. Il ne faut pas oublier que tous ces hémorragiques sont, à titres divers, des infectés. C'est une mauvaise condition pour lutter contre l'infection sérieuse, que d'avoir perdu une quantité de sang très notable. L'observation VI en constitue un exemple frappant. Cet homme était profondément infecté depuis vingt jours, quand je le vis pour la première fois. La suppuration de son foyer de fracture traversait son pansement épais. Il était à la limite de l'état d'infection purement locale, et de la septicémie. L'hémorragie secondaire considérable qu'il venait de subir, après quelques hémorragies annonciatrices des jours précédents, l'avaient rendu blafard. Enfin ses poumons étaient suspects de lésions anciennes, mal cicatrisées. Aussi bien, malgré l'arrêt absolu de tout écoulement sanguin, après la ligature double de l'artère humérale, une broncho-pneumonie caractérisée s'établit, s'atténua le huitième jour, au point de faire croire à la guérison prochaine, et se réveilla avec intensité dans les deux poumons, le dixième jour, pour amener la mort le treizième jour, malgré les enveloppements humides répétés, malgré les injections intra-

veineuses d'électrargol, et même d'or colloïdal. Ce cas
démontre quelles complications fatales peuvent résulter
de cette complication, facile en elle-même, à maîtri-
ser, que constitue l'hémorragie secondaire des grands
infectés.

Traitement

La ligature du vaisseau ou des vaisseaux qui donnent
du sang, est le seul traitement valable.

Les tamponnements sont des palliatifs qui peuvent
permettre d'attendre quelques heures le moment de la
ligature, mais ils sont impuissants à obtenir un résultat
durable.

Ligatures d'amphithéâtre

Les ligatures d'artères des membres sont un exercice
d'amphithéâtre élégant et séduisant, qu'il est parfaitement
indispensable d'avoir bien pratiqué.

Ligatures sur le vivant

Mais le même acte, sur le vivant, diffère de ce qu'il est
à l'amphithéâtre par les caractères suivants.

1° Il ne faut pas, en thérapeutique, lier l'artère à son
lieu d'élection, mais bien *dans la plaie*.

La ligature au lieu d'élection ne donnerait pas de
résultat sur le vivant, puisque le bout périphérique échap-
perait à l'action thérapeutique et continuerait à saigner.
C'est dans la plaie que se trouvent *les deux bouts* d'artère
et c'est là qu'il faut les chercher et les lier.

2° Le terrain, parcouru depuis la peau jusqu'au vaisseau
cherché, est bouleversé par les *caillots* accumulés qui ont

deux actions. Ils refoulent les parties molles et les points de repère à grande distance, et ils les colorent d'une teinte uniforme qui les rend parfois méconnaissables.

3° L'*infection de la plaie*, qui ne manque pas dans les hémorragies secondaires, est le facteur principal de la difficulté de la ligature sur le vivant, opposée à celle qui est faite en médecine opératoire.

L'infection a soudé des tissus, habituellement séparés; elle a induré des lames conjonctives généralement souples; elle rendra opaques des membranes qui devraient être semi-transparentes; elle a supprimé le glissement pour le remplacer par l'*adhérence solide*; elle a supprimé la mobilité; elle a créé la fixité des muscles, des tendons, des nerfs, des artères et des veines.

Ce n'est donc pas le sang qui aveugle l'opérateur, puisque le garrot placé, momentanément, si l'on veut, en amont du vaisseau, rend la plaie exsangue. Ce sont les ravages de l'infection qui créent une certaine difficulté d'orientation. Il ne faudrait pas du reste exagérer cette difficulté, toujours modérée. Mais il est bon d'en être averti, et de ne pas préjuger de la facilité de la ligature, en tablant sur des souvenirs de médecine opératoire brillamment exécutée.

Cette remarque peut comporter un point de vue plus psychologique que thérapeutique. Certains médecins ont gardé de leur passage dans les pavillons de l'École pratique, le souvenir de séances de ligatures prestigieuses. Ils conduisent, plus tard, leurs blessés au chirurgien, avec l'espoir de voir revivre dans la salle d'opération, une intervention typique, exécutée, chronomètre en main, en se jouant. Ils peuvent avoir cette satisfaction de l'esprit en certains cas. Mais il faut, pour cela, qu'ils conduisent au chirurgien des blessés aseptiques, et non pas des blessés suppurants, infectés depuis un temps variable. Or, les hémorragies *secondaires* sont fonction d'infection, et conduisent à des opérations complètement atypiques.

Les pinces à demeure

Une infection très grave, réagissant sur l'état général du sujet, jointe à des contingences locales de la plaie, telles que sa profondeur, son inaccessibilité, peuvent exagérer encore la marche anormale de l'opération, et forcer le chirurgien à remplacer la ligature elle-même par un artifice qui n'est jamais le moyen de choix, mais peut devenir celui de nécessité, et qui consiste à laisser des *pinces à demeure* sur l'ouverture des vaisseaux qui saignent.

C'est le procédé que j'ai employé pour le blessé de l'observation V. Les artères perforantes de la ligne âpre du fémur, n'étaient accessibles qu'à travers une incision postérieure ; malgré sa longueur de 25 centimètres, cette incision ne donnait pas un jour parfait sur le point hémorragique. L'œdème créé par l'infection, joint à la musculature développée du sujet, le mauvais éclairage de fortune, employé pour cette opération d'urgence et de nuit, empêchaient absolument de voir d'où venait le flux sanguin, vraiment important, qui inondait la plaie.

Lorsque j'eus tamponné, pour éviter la mort rapide par hémorragie, je pus pincer dans la profondeur, à l'aveugle, les vaisseaux lésés. Mais remplacer ces pinces, qui disparaissaient dans la profondeur de telle sorte que leurs anneaux eux-mêmes étaient engouffrés entre les lèvres de la plaie, par des ligatures, était chose impossible.

Laisser ces pinces en place était la solution qui s'imposait, et je l'adoptai sans la moindre hésitation, et sans le moindre regret.

L'usage répété que faisait de ce moyen le regretté professeur Segond a eu au moins cet avantage de faire connaître à ceux qui l'ont vu l'employer, l'utilité incontestable de ce procédé de fortune, et la légitimité de son emploi, lorsqu'il est dû à l'existence d'une force majeure et non à une nonchalance inexcusable dans le remplacement des pinces par des fils.

L'ablation de ces pinces, peut se faire au bout de quarante-huit heures. Il est bon de les laisser douze heures de plus, soit deux jours et demi. Elles doivent être enlevées avec douceur. Le professeur Segond avait l'habitude *d'ouvrir* d'abord chacune d'elles successivement, sans l'enlever, et d'attendre quelques secondes. Si le sang montait dans la plaie, il suffisait de refermer la pince, laissée à sa place, de façon à lui faire repincer ce qu'elle venait de lâcher. Il employait ce procédé sur de volumineux vaisseaux de l'abdomen, dont l'accès en cas d'hémorragie renouvelée au moment de l'ablation des pinces, aurait nécessité une deuxième intervention abdominale.

Les artères des membres ne demandent pas un tel luxe de précautions, et en enlevant les pinces à demeure au bout d'un jour et demi, l'hémostase est assurée en toute sécurité.

Le procédé de choix, le procédé habituel, reste la ligature, dans la plaie, des deux bouts du vaisseau.

L'hémostase doit être faite en tissu sain

L'infection a souvent altéré le paquet vasculo-nerveux à un tel degré, qu'il est nécessaire de le suivre pendant un certain nombre de centimètres pour trouver un endroit propice à une ligature solide. Ce fut le cas notamment dans le traitement du sujet de l'observation IV. L'artère tibiale postérieure baignait dans un magma de caillots et de tissus sphacélés ; les pinces à forcipressure qui la saisissaient, l'arrachaient, et il fallut agrandir l'incision cutanée, à ses deux extrémités, à deux reprises, pour isoler l'artère en tissus à peu près sains.

Il en fut de même pour l'artère humérale, dont l'histoire est rapportée dans l'observation VI.

En résumé, le traitement d'une hémorragie secondaire exigera une *très longue incision*, qui réalisera un débridement de la plaie qui saigne.

L'*évacuation des caillots* précédera toute recherche du vaisseau.

Cette recherche se fera, à l'aide des connaissances anatomiques habituelles et nécessaires pour lier une artère, mais elle se poursuivra dans des tissus rendus méconnaissables par l'infection.

Cette recherche pourra s'aider d'un certain degré de relâchement du garrot, de façon à voir d'où vient le sang.

La saisie du vaisseau par la pince à forcipressure pourra exiger l'agrandissement de la plaie par la prolongation de l'incision, de façon à trouver la limite des parties saines, et des parties indurées par l'infection, du trajet du vaisseau.

Enfin la ligature pourra, à l'extrême rigueur, être remplacée par une ou plusieurs pinces à demeure, qui respecteront les nerfs satellites.

L'arrêt du sang sauvera momentanément le blessé, mais ne dispensera pas de soins post-opératoires attentifs, pour prévenir ou guérir des complications ultérieures, liées à l'hémorragie secondaire.

Première série

Hemorragies secondaires, sans infection, ni fractures

OBSERVATION I. — *Hémorragie secondaire de l'artère humérale gauche.*
(Trente-quatre jours après la blessure.)

M. L..., blessé le 22 septembre 1914, à huit heures du matin à Attichy (Aisne).

22 *septembre* 1914. — Aussitôt blessé, il constate une *fracture de sa jambe gauche,* qui le préoccupe plus que ne le font des *blessures légères, au coude gauche,* et à *l'épaule gauche,* dont il ne s'aperçoit même pas, au premier moment. Aucune hémorragie. Il reste dans sa tranchée jusqu'au soir.

A neuf heures du soir, il sort, seul, de la tranchée, et se traîne sur le côté droit, sur un espace de 100 mètres environ. Il se blottit dans un trou de terre, formé par l'éclatement d'un obus.

23 *septembre* 1914. — Il y passe sa journée, sans rien manger ni boire. Les obus français passent au-dessus de sa tête, vers les tranchées allemandes.

Le soir, il recommence à se traîner. Il fait ainsi 100 mètres encore, et se blottit dans un tas de paille pour y passer la nuit.

24 *septembre.* — Les balles allemandes, tirées des tranchées de l'ennemi, l'obligent à passer encore toute la journée, sans manger, ni boire, sur son tas de paille. Le soir, il se traîne encore un peu plus en arrière, sur une distance d'une soixantaine de mètres. Il trouve encore une sorte de tranchée vide, et s'y installe. Il y passe la nuit, toujours à jeun.

25 *septembre.* — Il y reste aussi la journée suivante, sans manger, ni boire.

Vers le soir, des forces françaises arrivent sur les lieux. Le blessé appelle ; quatre hommes le ramassent, le mettent sur des fusils, et le portent dans une ferme, un peu en arrière des tranchées, où on lui donne des aliments, et où on le panse. Il y passe la nuit.

26 *septembre.* — Le matin, quatre brancardiers viennent le chercher avec un brancard roulant. Il arrive à Attichy vers neuf heures du matin ; il est placé dans une ambulance, installée dans une école. Un médecin-major pose un appareil sur la jambe fracturée et panse le coude et le poignet.

Après une demi-heure, une automobile le conduit à une gare de chemin de fer, où il est installé et nourri, pendant la journée, dans un train en station. Dès que le train a sa charge entière de blessés, il part, et roule toute la nuit.

27 *septembre.* — Arrivée à E... à midi. Le blessé est conduit à l'hôpital temporaire n° 5.

La jambe fracturée est mise dans un appareil. L'épaule gauche, la coude gauche et le poignet gauche, présentent des plaies par balle, aseptiques *et sans aucun œdème.* La plaie du coude notamment ne donne pas lieu à la moindre réaction inflammatoire.

Rien à signaler du 27 septembre au 15 octobre.

15 *octobre.* — Une grosseur devient perceptible à la face interne du bras gauche, au niveau de la plaie étiquetée « plaie au coude gauche ».

Elle augmente les jours suivants ; la peau se tend, et devient un peu plus colorée.

31 *octobre.* — Un médecin auxiliaire, aide de M. le docteur Guiton, médecin traitant de la division de l'hôpital dont dépend le blessé, fait une incision de 1 centimètre sur cette grosseur, sans que le blessé ait quitté son lit ni été endormi. Des caillots, nombreux, font issue, hors de la plaie, d'autres caillots encore viennent de la profondeur. La pression exercée pour les faire sortir, provoque un *jet de sang rouge,* qui vient par saccades.

On fait de suite de la compression avec des compresses stériles et avec un garrot, au-dessus de la plaie, et on me fait appeler.

Je vois le blessé pour la première fois. La palpation de la

tuméfaction montre qu'elle a une consistance mollasse, animée de battements à peine perceptibles. Le diagnostic d'hématome, ou de faux anévrisme, à la suite d'une rupture déjà ancienne de l'artère humérale, avec incision de la poche hématique, est certain.

Le blessé est transporté à la salle d'opérations.

Opération. — Chloroforme : M. le docteur Briand ; aide : M. le docteur Guiton ; opérateur : M. le docteur Léo.

Teinture d'iode sur la peau.

Gants en caoutchouc stérilisés une demi-henre à 120° à l'auto-clave.

Garrot en caoutchouc en haut du bras.

Incision de la peau sur la tumeur molle, parallèlement à l'axe du bras, sur sa face interne, très près du pli du coude, sans l'atteindre.

De nombreux caillots noirâtres sont extirpés. On voit alors, avec une netteté absolue, une *perforation ovalaire* ouvrant la *paroi interne* de l'artère humérale ; il s'agit, évidemment, d'une *blessure partielle*, *perpendiculaire à l'axe de l'artère*, qui s'est transformée, par la rétraction artérielle, en un orifice ovale.

A défaut d'un matériel de suture vasculaire, qui aurait pu être essayée dans ce cas, on lie l'artère humérale, au-dessus et au-dessous de sa perte de substance. Ablation du garrot. Hémostase obtenue.

Suture de l'aponévrose au catgut.

Suture de la peau au crin.

Pas de drainage.

Suites opératoires. — Réunion par première intention.

Le pouls radial reste absent jusqu'au 7 novembre.

A cette date, huit jours après la ligature, M. le docteur Guiton, perçoit au niveau de l'artère radiale, du côté opéré, des pulsations, faibles, mais nettes.

Ces pulsations ont été en s'accentuant depuis. Il n'existe aucune impotence fonctionnelle d'aucune sorte, malgré l'existence de la plaie de l'épaule, et de celle du poignet du même côté, qui ont évolué aseptiquement et sont cicatrisées.

La fracture de jambe, fermée et banale, est encore en traitement.

OBSERVATION II. — *Hémorragie secondaire de l'artère tibiale antérieure gauche.*

(Six jours après la blessure.)

Le soldat S. B..., du X⁰ régiment d'infanterie, couché dans une tranchée, est blessé le 11 octobre 1914, à dix heures du matin.

Un obus qui a éclaté, a projeté un gros fragment tout près de lui et en même temps S. B... s'est senti blessé à la jambe gauche.

Il se fait à lui-même un pansement avec son paquet individuel. Il reste dans la tranchée jusqu'à la nuit.

A six heures du soir, il est relevé par des brancardiers et porté jusqu'à un poste de secours, éloigné d'environ 500 mètres. On lui fait un pansement avec de l'ouate et une bande.

On le roule dans une brouette jusqu'à une deuxième formation sanitaire, à 3 kilomètres en arrière; puis il est placé dans une voiture d'ambulance qui le conduit dans un village, où un médecin-major fait un deuxième pansement, serré par-dessus le premier, pour combattre l'hémorragie qui a imbibé le premier pansement de la jambe gauche.

Le blessé passa la nuit avec d'autres blessés dans le village. Le lendemain matin, 12 octobre, une voiture-ambulance automobile le conduit à une gare. Chemin faisant, l'automobile s'arrête dans la cour d'un hôpital où un médecin-major fait un troisième pansement, par-dessus les deux autres, de façon à diminuer, si possible, l'hémorragie qui tend à reprendre.

A cinq heures du soir, trente et une heures après la blessure, arrivée à la gare, installation dans le train. Départ le 12 octobre à six heures du soir. Arrivée le 14 octobre à deux heures de l'après-midi à l'hôpital temporaire n° 5. Pendant le voyage en chemin de fer, les trois pansements superposés sont restés en place.

Le 14 octobre 1914, le membre inférieur gauche est examiné; il est œdématié au niveau du pied, de la jambe et du genou. A la face externe de la jambe, se voit une plaie arrondie, déterminée par un coup de feu; *l'infection de cette plaie est notable.* Le suintement séro-hématique est d'odeur fade.

Il n'y a pas d'ecchymoses apparentes et la pression des lèvres de la plaie ne donne issue à aucun caillot. L'état général est satisfaisant.

Pansement à l'iode instantanée au 1/10°. Pansement sec. Injection de 10 centimètres de sérum anti-tétanique.

15 *octobre.* — L'œdème a diminué, les douleurs sont moins fortes. Même pansement.

16 *octobre.* — *Idem.*

17 *octobre.* — *Idem* le matin.

A trois heures de l'après-midi, l'infirmier-major, trés soigneux et compétent, s'approche du lit pour changer le linge du blessé. Il le voit pâle et les lèvres décolorées, le regard fixe; en ouvrant le lit, il constate que la jambe baigne dans une mare de sang, le pansement est traversé ainsi que le matelas. Une flaque de sang s'est formée sur le plancher, sous le lit. Le blessé interrogé, répond qu'il sentait bien «quelque chose de chaud qui coulait», mais qu'il croyait que c'était du pus provenant de sa plaie. A trois heures et demie, appelé par exprès, j'étais auprès du blessé; son pouls était à 110, son faciès pâle et la sueur perlait de son visage. Il est transporté à la salle d'opérations, où l'on utilise le matériel stérilisé, destiné à un autre blessé qui devait être opéré ce jour-là.

Opération le 17 octobre à trois heures et demie. — Anesthésie au chloroforme réglementaire par M. le Docteur Guïton, aide-médecin à l'hôpital temporaire n° 5; aide, M. Briand, médecin auxiliaire; opérateur, Docteur Léo.

Mise en place d'un garrot en caoutchouc au-dessus du genou. La région opératoire est badigeonnée à l'iode au 1/10°. Incision classique de la ligature de l'artère tibiale antérieure en haut. Cette incision, repérée selon les classiques, se trouve passer exactement par la plaie traumatique.

Découverte facile de l'artère; il n'y a pas d'amas de caillots. Le sang de l'hémorragie s'est écoulé en dehors et ne s'est pas accumulé dans la plaie. L'artère tibiale antérieure *présente un orifice ovalaire,* résultant d'une lésion transversale incomplète, qui l'a ouverte sur son flanc externe.

Elle *est liée* au-dessus et au-dessous de cet orifice. Une veine tibiale antérieure qui suinte encore après l'ablation du garrot, est pincée et liée. Pas de plan de suture sur l'aponévrose, parce que les tissus sont infectés, infiltrés et friables.

Quatre points de suture cutanés, au crin, tiennent l'aponévrose, pour diminuer son écartement.

Un petit drain est maintenu dans la plaie opératoire, en son milieu, qui correspond à la plaie traumatique.

Suites opératoires. — Elles furent très simples. L'œdème disparut graduellement. Le drain fut supprimé après quatre jours.

L'héliothérapie partielle fut pratiquée sur le membre inférieur lésé, aussi souvent que possible.

Le 28 octobre, onze jours après la ligature, tout œdème avait totalement disparu ; le blessé se levait, faisait des essais de marche. La position verticale de la jambe provoqua d'abord le gonflement violacé qui s'observe chaque fois que le réseau vasculaire de la jambe subit une modification notable, soit à la suite d'une ligature vasculaire, soit à la suite d'une lésion vasculaire, comme on en observe après les fractures de jambe.

OBSERVATION III. — *Hémorragie de l'artère intercostale du huitième espace intercostal gauche sur la ligne scapulaire.*

(Onzième jour après la blessure.)

Z..., du Nᵉ régiment d'infanterie, se trouve le 8 octobre 1914 dans le Pas-de-Calais.

Il est couché à terre, vers midi, sur le ventre, prêt à tirer.

Un obus éclate au-dessus de lui.

Il sent une vive douleur dans le côté gauche, au-dessous de l'omoplate.

Son lieutenant l'aide à se traîner à 3o mètres en arrière, derrière une meule de paille. Il est rejoint par un infirmier qui lui fait aussitôt, avec son paquet individuel, un pansement. Le côté gauche saigne notablement. La jambe est blessée également.

Il reste là jusqu'au crépuscule.

La nuit venue, il fait 15o mètres à pied, rencontre un médecin-major qui le fait transporter à 2 kilomètres en arrière, sur un brancard, à Bouilly-les-Mines. Il y passe la nuit dans une ambulance installée dans une salle de fêtes. Aucune hémorragie n'a lieu au niveau des plaies.

9 *octobre* 1914. — Il passe toute cette journée dans cette ambulance, aucune hémorragie; ses pansements sont changés.

10 *octobre*. — La journée se passe de même dans cette ambulance. Le soir, une voiture le conduit dans un hôpital, près de Béthune; il y arrive vers onze heures du soir et y passe la nuit, sans aucune hémorragie.

11 *octobre*. — Le matin une voiture le conduit à Saint-Pol, où il arrive le soir pour être installé dans une salle d'un bâtiment important. On lui fait son pansement du thorax à gauche qui, cette fois, est imbibé de sang. Cette *hémorragie* ne donne pas lieu à la moindre inquiétude.

12 *octobre*. — Séjour à Saint-Pol; le *suintement sanguin* se renouvelle au pansement.

13 *octobre*. — Départ en chemin de fer pour E... Pas d'hémorragie pendant le voyage.

14 *octobre*. — Arrivée à E... dans l'après-midi, à l'hôpital temporaire nᵒ 5. Le docteur Guiton fait les pansements de la jambe et du thorax; aucune hémorragie, aucune dyspnée, aucun signe à l'auscultation. L'orifice d'entrée du projectile est situé à gauche, à la *partie postérieure du thorax*, sur la ligne scapulaire. Cette plaie *est infectée*, mais il n'y a pas de rétention de pus. Le drainage se fait bien. L'orifice de sortie est à 10 centimètres en avant sur une même ligne horizontale, et à peu près sur la ligne axillaire.

La plaie de jambe est sans importance. Le diagnostic de *plaie par balle, en séton*, au niveau du thorax est évident et l'absence de signes stéthoscopiques, l'absence de dyspnée, de crachats sanglants, permettent d'affirmer l'*intégrité du poumon* de ce côté. *Aucun signe de fracture de côte.* Du 14 octobre au 23 octobre, rien à signaler. Le pansement est fait tous les jours; il consiste en badigeonnages des plaies à la teinture d'iode, suivis d'un pansement sec.

23 *octobre*. — Il survient le matin une *hémorragie externe* au niveau du thorax, par la plaie la plus postérieure. Le blessé sent quelque chose qui coule dans son dos; il appelle ses camarades pour leur demander si c'est du sang ou du pus qui souille son pansement. C'est du sang qui tache le drap, mais pas le matelas. Le docteur Guiton me fait appeler.

Je constate une hémorragie très modérée, qui coule en

bavant, de façon continuelle, par la plaie postérieure du thorax.

Le docteur Guiton, à l'auscultation, constate l'*absence complète du murmure vésiculaire.*

Le blessé a un bon pouls à 100 à la minute; il est décidé de faire une ponction pour savoir ce que contient la plèvre et de préparer en conséquence, soit une résection de côte, soit une simple ligature de l'artère intercostale. La compression arrêtera facilement l'hémorragie externe.

24 octobre. — Le docteur Guiton dont dépend le blessé a fait la ponction. — Elle a donné du sang pur. De plus, l'*hémorragie externe* a repris, plus intense que la veille. Aussitôt est décidée l'intervention que l'on prévoit devoir être une résection de côte, destinée à drainer l'hémothorax en même temps qu'à lier le vaisseau qui saigne.

Opération. A trois heures de l'après-midi. — Anesthésie locale à la novocaïne-adrénaline. Aide, docteur Guiton; opérateur, docteur Léo.

La plaie traumatique postérieure est prolongée en avant de 5 centimètres.

On trouve un foyer infecté, sous-cutané, intercostal, et contenant des caillots noirâtres qui servent de guide. En les détergeant et en les suivant, on arrive *sous une côte,* qui est la huitième côte, mais sans pouvoir découvrir le moindre orifice pleural. Le nettoyage de cette anfractuosité sous-costale ramène le saignement. Il est évident que le sang est fourni par les vaisseaux sous-costaux de la huitième côte, c'est-à-dire par la *huitième artère intercostale* gauche et par sa veine collatérale. Les *deux bouts en sont liés;* l'hémostase est excellente. Un dernier examen confirme qn'il n'y a aucun chemin accessible vers la plèvre. On touche la plaie à la teinture d'iode et on la ferme au crin; on se sert de la plaie traumatique de forme arrondie, de 3 centimètres seulement de diamètre, pour y loger un petit drain. On se réserve de faire davantage ultérieurement si besoin est.

Suites opératoires. — Les premiers jours, la température monte jusqu'à 39°. Le silence respiratoire reste absolu au niveau de la région opérée.

8 novembre. — Treize jours plus tard, le 8 novembre, le

murmure vésiculaire reparaît et augmente de netteté les jours suivants.

16 *novembre*. — La respiration est normale dans tout le thorax. A aucun moment de son histoire, le blessé n'a ni de dyspnée marquée, ni de signes de troubles pleuraux, ni pulmonaires, non plus que de fracture de côte.

Il semble certain que la balle, entrée en arrière sur la ligne scapulaire, est allée droit devant elle, tangentiellement à la plèvre pariétale, sans l'ouvrir, mais en *déchirant les vaisseaux intercostaux* du huitième espace en arrière.

Elle est ressortie au niveau du quatrième espace intercostal en avant. Si l'on se rappelle que le blessé était couché sur le ventre, et que l'obus a éclaté au-dessus de sa tête, on peut admettre que la balle est tombée dans la direction du fil à plomb, et n'a pas subi de déviation apparente, pendant son trajet à travers les parties molles.

Deuxième série.

Hémorragies secondaires, avec infection, et fractures esquilleuses

OBSERVATION IV. — *Hémorragie secondaire de l'artère tibiale postérieure à la partie moyenne de la jambe.*

(Vingt jours après la blessure.)

Le soldat R. J..., du N° régiment du génie, se trouve le 13 septembre 1914, à six heures du matin, couché dans un champ, en tirailleur. Il y tombe des obus, pas de balles de fusil. Un de ces obus éclate à 3 mètres derrière lui. Il sent un choc douloureux au niveau du pied droit.

Il regarde son soulier et le voit inondé de sang. Il lève son pantalon et voit, *au niveau de la face postérieure de la jambe*, juste au milieu du mollet, un trou rond, par lequel sort un *jet de sang* qui est projeté environ à 30 centimètres. Il serre un mouchoir au-dessus du genou. La jambe et le pied sont presque aussitôt le siège d'un gonflement important.

Un quart d'heure après il est conduit sur un brancard à

5oo mètres en arrière, où se trouve une ambulance installée dans une ferme. On lui fait un pansement avec une compresse et une bande. Il reste deux jours et demi sur un matelas, dans la ferme, sans aucune hémorragie.

15 *septembre*. — Dans l'après midi une voiture réquisitionnée le conduit à environ 1 kilomètre en arrière, dans une ambulance installée dans une église. Là, on coupe le pansement trop serré ; pas d'hémorragie ; les compresses ne sont tachées que sur la surface équivalente à celle de la plaie elle-même.

16 *septembre*. — Transport en voiture à la gare de Villers-Cotterets. Il passe la nuit dans la gare des marchandises, sur une paillasse. Aucune hémorragie.

17 *septembre*. — Départ à deux heures, en chemin de fer. Arrivée au Bourget à six heures du soir. Il passe la nuit dans la gare des marchandises avec les blessés peu atteints. Pas d'hémorragie.

18 *septembre*. — Départ en chemin de fer pour E... En route, le pansement est traversé par un suintement sanguin. On refait un pansement plus serré par-dessus le premier.

19 *septembre*. — Arrivé à E., à l'hôpital temporaire n° 1.

20 *septembre*. — Pansement refait par M. le médecin aide-major Godeau. Pas d'hémorragie. *Suppuration abondante.*

Du 20 au 27 *septembre*, rien à signaler. Aucun pansement ne donne lieu à un suintement sanguin.

Le 27 *septembre*, en allant à la selle, le blessé sent une douleur modérée dans la jambe blessée. Celle-ci devient rapidement gonflée et présente un aspect bleuâtre.

28, 29 et 3o *septembre*, rien à signaler.

Le 3o *septembre*, pendant le pansement, se produit une *hémorragie modérée*. Le docteur Godeau refait soigneusement le pansement. Il constate la présence d'*esquilles osseuses tranchantes et piquantes provenant du péroné* et baignant dans le pus.

1ᵉʳ *octobre*. — Le pansement provoque encore une *hémorragie modérée* et on le serre pour faire de la compression.

2 *octobre*. — Le docteur Godeau constate de nouveau la présence d'esquilles acérées, qu'il respecte, mais lui inspirent des craintes pour les tissus avoisinants.

3 *octobre*. — Le blessé ressent une douleur vive dans la

jambe. Il la regarde et s'aperçoit que le sang suinte à travers les bandes. Cette *hémorragie importante* est *persistante*. M. le docteur Godeau me fait appeler.

A huit heures du soir, je trouve le blessé très pâle, avec des muqueuses décolorées, un pouls assez bien frappé à 116. La jambe droite présente une plaie par balle circulaire, juste au milieu du mollet, sur la ligne médiane. Un garrot, au-dessous du genou, arrête l'hémorragie.

Opération. — M. le docteur Agut, médecin chef de l'hôpital temporaire n° 1, veut bien se charger de l'anesthésie. M. le docteur Godeau accepte de m'aider. Opérateur : docteur Léo.

Teinture d'iode sur la peau. Gants stérilisés à l'autoclave, une demi-heure à 120°.

Incision verticale passant par la plaie cutanée.

Aussitôt un amas considérable de caillots noirs fait irruption hors la plaie.

Avant de poursuivre, on fait glisser la peau en dedans, de façon à trouver le bord du muscle jumeau interne et à le réduire comme dans la ligature classique de l'artère tibiale postérieure. Le soléaire est blessé et béant.

On aborde ainsi une vaste cavité, creusée entre le soléaire et les muscles de la loge postérieure de la jambe, plaqués en avant. Cette poche remonte très haut. Il faut agrandir l'incision par en haut et lui donner 23 centimètres de longueur (mesure prise après cicatrisation, un mois plus tard). On constate dans cette poche la présence de deux esquilles acérées et longues de 6 à 7 centimètres, coupantes comme du verre, provenant d'une fracture du péroné. Elles sont enlevées avec de grandes précautions pour éviter d'embrocher les tissus pendant l'achèvement de leur libération et pour éviter de percer les gants de caoutchouc des opérateurs.

La poche bien détergée, on fait enlever le garrot et l'on voit le sang jaillir du haut de la cavité. On pince au niveau du jet ; on éponge; on pince le bout inférieur de l'artère. Les pinces sont remplacées par des catguts n° 1. On laisse deux drains, et une mèche, dans la vaste cavité qui est rétrécie, en haut et en bas, par des points de suture cutanés au crin de Florence.

Suites opératoires. — Réunion par première intention. Pas d'hémorragie ultérieure. Fils enlevés le septième jour.

3 novembre. — Un mois après l'intervention, le blessé marche avec des béquilles.

5 novembre. — Le blessé a pris part à la promenade quotidienne des blessés convalescents hors de l'hôpital.

13 novembre. — L'examen montre une cicatrice souple, sauf au niveau du point d'entrée du projectile. A ce niveau, il y a une adhérence entre la peau et le muscle triceps sural sous-jacent, dont les contractions dépriment et attirent les tissus.

Le blessé marche avec une aisance parfaite.

Observation V. — *Hémorragie secondaire des branches de l'artère fémorale profonde.*
(Sept jours après la blessure.)

P..., blessé le 25 septembre 1914, à Maucourt (Somme).

Il se produit aussitôt une *forte hémorragie* dans deux plaies de la cuisse siégeant à sa face antérieure et à sa face postérieure. Le blessé éprouve une soif intense. Au bout d'un quart d'heure, il fait un effort pour se traîner jusqu'à une tranchée voisine, où il se trouve à l'abri des projectiles.

Il y passe toute la journée du 25 septembre, et aussi la nuit suivante.

26 septembre. — Le lendemain à trois heures de l'après-midi, des brancardiers le ramassent et le conduisent dans un brancard roulant jusqu'à un village où, à quatre heures, on l'installe dans une école, siège d'ambulance. On lui fait un pansement. Il y passe la nuit.

27 septembre. — Le matin de bonne heure, le blessé et ses camarades sont transportés dans l'église du village à cause du bombardement de l'école.

Vers deux heures de l'après-midi, une voiture le conduit à une gare de chemin de fer où il passe la nuit.

28 septembre. — Départ du train à onze heures du matin ; arrivée au Bourget, où l'on passe la nuit.

29 septembre. — Départ du Bourget à dix heures du matin ; arrivée à E., à l'hôpital temporaire n° 5, à dix heures du soir.

Le pansement qu'il porte est un excellent pansement, formé

d'attelles très longues, doublées de laine à matelas, en guise
d'ouate, et de bottillons de paille. Ce pansement maintient
parfaitement la fracture de cuisse, mentionnée sur la fiche
rouge de diagnostic, appendue à un bouton de l'uniforme.
Cette bonne contention de la fracture est encore augmentée du
fait, que le blessé *a saigné abondamment sur son brancard* (le
même depuis trois jours), et le sang coagulé a collé littérale-
ment le blessé à sa civière. Il faut l'effort de deux infirmiers
de l'hôpital temporaire n° 5 pour séparer le blessé de la toile
sur laquelle il repose. Celui-ci, du reste, a un assez bon état
général; les seuls signes généraux sont sa pâleur légère et son
pouls rapide à 110.

Le diagnostic de la fracture de la cuisse droite, au tiers
moyen, est évident.

La plaie d'entrée du projectile se trouve à la face antéro-
interne de la partie moyenne de la cuisse droite. C'est un orifice arrondi de 2 centimètres de diamètre, par lequel s'écoule
une sérosité infectée. Elle est badigeonnée à la teinture d'iode.
Un pansement sec la recouvre. Puis l'extension continue est
installée.

30 *septembre*. — La crépitation est très marquée au niveau de
la fracture, pendant le pansement, le foyer de la fracture donne
l'impression dite de « sac de noix ».

1er *octobre*. — Rien à signaler.

2 *octobre*. — Une *hémorragie* très accusée se fait par la plaie
de la face postérieure de la cuisse. Le sang s'écoule en bavant
et imbibe le pansement.

Le blessé est aussitôt transporté à la salle d'opérations pour
hémostase du vaisseau qui saigne.

Opération le 2 octobre 1914, à six heures du soir.

Chloroforme : docteur Guiton, aide-médecin. Aide : Mme d'Ideville. Opérateur : docteur Léo.

Badigeonnage à la teinture d'iode de toute la face externe de
la cuisse droite.

Incision très longue, de 30 centimètres, sur toute la partie
moyenne de la face externe, à travers la peau et les muscles.
On trouve de suite un amas de caillots formant un foyer sous-
musculaire et périosseux extrêmement étendu.

En débarrassant le foyer, les compresses accrochent chaque

fois les pointes acérées de nombreuses esquilles fémorales de dimensions variables, de 2. à 6 centimètres de longueur. Elles sont extrêmement aiguës, disloquées, dans des directions variables. Sur l'une d'entre elles, de 4 cent. 1/2 de longueur, on reconnaît avec une netteté parfaite, la ligne âpre du fémur dont elles faisaient partie. D'autres esquilles font partie du corps du fémur, et sont ou bien très épaisses, ou bien fines et pointues, comme du verre.

Au moment où le foyer commence à être détergé, le suintement sanguin qui n'était jusque-là que gênant, devient aveuglant. Une montée de sang rouge se fait avec bruit, du fond de la plaie; on y assujettit fortement un paquet entier de compresses tassées, aussitôt rougies et imbibées, mais qui maîtrisent momentanément le flot sanguin. Deux tentatives de les supprimer ramènent l'hémorragie aussi forte qu'au début. Aussi faut-il glisser des pinces a forcipressure à tâtons, entre les compresses-tampons et les lèvres de la plaie, pour pincer ce que l'on peut.

Deux ou trois pinces mises en place, permettent de soulever sans inconvénient les compresses d'un côté de la plaie, et ceci facilite la mise en place d'autres pinces, de plus en plus efficaces.

Les compresses sont supprimées. On voit aussitôt que les pinces saisissent les tissus voisins de la ligne âpre du fémur, dans le foyer de la fracture du fémur. Plusieurs centimètres, au moins 10 centimètres, de la continuité du fémur sont à sa partie moyenne, émiettés et transformés en esquilles acérées, entremêlées, et c'est juste au-dessous d'elles que sont en place les pinces hémostatiques. Ces esquilles sont enlevées; les unes sont libres, les autres adhèrent encore aux épais trousseaux fibreux de la région de la ligne âpre.

La difficulté de remplacer les pinces profondes, nombreuses et toutes utiles, par des ligatures, est manifeste, et on décide de les *laisser à demeure*. En même temps on place de gros drains n° 40 au nombre de cinq, jusqu'au fond de la plaie dont on ne réunit que 5 centimètres vers le genou.

Suites opératoires. — Après l'intervention, le pouls est petit, le visage très pâle. On fait 1 litre de sérum rectal (solution de Murphy).

Les pinces à demeure, qui font saillie hors de la plaie de la cuisse droite, ont tendance, dans le pansement, à se porter vers le plan du lit. Pour éviter qu'elles ne touchent le lit et ne soient ainsi déplacées ou qu'elles ne dérapent, le blessé est couché sur le côté gauche, position très incommode pour une bonne orientation d'une fracture de cuisse. La nuit est agitée.

3 *octobre*. — 1 litre de sérum rectal le matin. Température 39°. Pouls 128°.

Le blessé urine dans son lit. Le pansement est souillé d'urine et de sérosité abondante, qui a traversé le matelas. Le pansement est refait.

Soir, 1 litre de sérum.

4 *octobre*. — Matin. Température 37°8. Pouls 120, bien frappé. Facies transformé, redevenu rosé.

5 *octobre*. — Matin. Deux jours et demi après l'opération, on réinstalle l'extension continue supprimée depuis l'opération et on enlève les pinces laissées à demeure.

Le pansement est encore traversé par une abondante sérosité. Il est délicat à faire; la rétraction des tissus de la cuisse, débarrassés de l'œdème infectieux et de la masse des caillots, a reporté l'incision tout à fait en arrière de la cuisse. Ce fait montre bien que la distension s'était faite surtout aux dépens des tissus de la face postérieure de la cuisse et que c'est dans la loge postérieure de la cuisse que l'hémorragie s'était produite.

Pour faire le pansement, il faut de toute nécessité tourner le blessé et exposer la face postéro-externe de la cuisse. Pour cela, un aide supprime l'extension continue et suit, avec la partie inférieure de la jambe et de la cuisse, le mouvement imprimé au reste du corps par un autre aide, pour tourner le blessé sur son côté gauche.

6 *octobre*. — La plaie a bon aspect. Elle commence à bourgeonner. Le blessé s'alimente bien. Le drainage est diminué. Cinq drains n° 25.

7 *octobre*. — Les cinq drains fonctionnent abondamment. Les tissus sphacélés résultant de l'emploi des pinces à demeure, au cours de l'opération, s'éliminent rapidement.

L'extension continue est efficace. Le pied n'est pas œdématié.

31 *octobre* (vingt-neuf jours après l'opération). — La plaie est

comblée en totalité, sauf au niveau d'un drain unique n° 20, qui va jusqu'au foyer de fracture. Pansement à plat. La cica-trisation est très avancée en ce qui concerne la plaie.

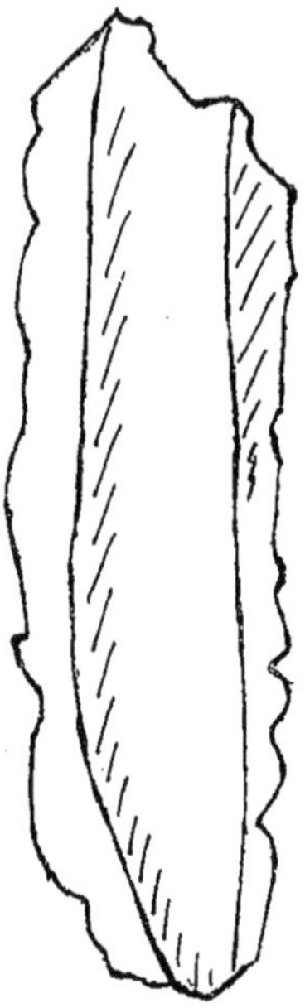

3 *novembre*. — Au cours du pansement une esquille osseuse suppurée est sentie au fond du foyer de fracture. Elle est mobile et facilement extraite. Elle a la forme et le volume d'un doigt de la main, tel que l'index, par exemple. (Voir fig. 1.)

La consolidation fémorale est peu avancée. L'extension continue est main-tenue.

La plaie est en grande partie cicatri-sée. Elle est devenue fistuleuse.

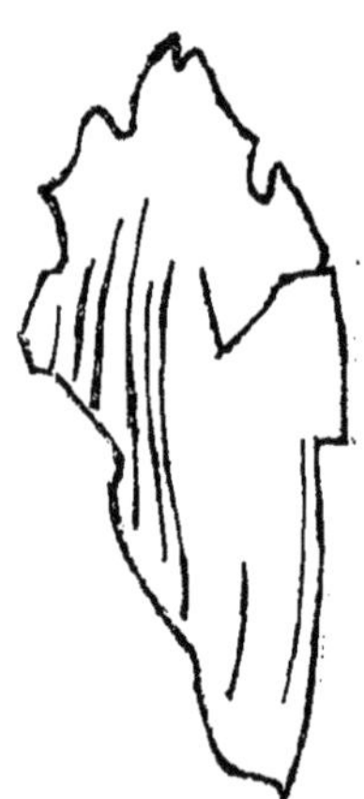

Fig. 1.—Esquille fémorale (grandeur nature) éli-minée par suppuration ; cette esquille émoussée n'est pas acérée comme l'étaient celles qui furent enlevées pendant l'opé-ration.

i5 *novembre*. — On sent, au fond de la fis-tule, une autre esquille un peu mobile, mais non extirpable pour le moment.

Un raccour-cissement très notable de la cuisse fracturée existe, mais ne peut pas être exactement mesuré, à cause de la présence de l'appareil à extension continue.

Fig. 2. — Esquille fémorale (grandeur nature) prove-nant du même blessé que l'esquille de la figure 1.

17 *novembre*. — L'esquille sentie le i5 novembre est extraite facilement au lit, à travers l'orifice du drainage (fig. 2).

3o *novembre*. — La fistule n'est pas encore fermée. L'état général du blessé est excellent[1].

1. Depuis la rédaction de ces lignes, guérison avec 4 centimètres de raccourcissement.

Observation VI. — *Hémorragie secondaire de l'artère humérale gauche. Fracture esquilleuse de l'humérus gauche.*

(Vingt et un jours après la blessure.)

D..., soldat au N^e régiment d'infanterie, trente-trois ans. — Blessé le 8 octobre 1914, à Montdidier.

Après deux jours de transport en chemin de fer, il arrive le 10 octobre 1914, à l'hôpital temporaire n° 26, salle 21, lit 11.

Une *fracture de l'humérus gauche* est diagnostiquée aussitôt. La peau de la face interne du bras présente à son tiers supérieur une *plaie par coup de feu infectée*. Le membre blessé est pansé, et maintenu avec une attelle en zinc.

11 *et* 12 *octobre*. — Pendant deux jours, le pansement consiste en lavages à l'eau oxygénée, coupée d'eau bouillie, et en mèches imbibées de teinture d'iode dédoublée, introduites dans la plaie.

La température tombe à 36°8, trois jours après l'entrée du blessé à l'hôpital.

Le lendemain, elle remonte, le soir, à 39°, puis à 40° les jours suivants. La suppuration du foyer de fracture est extrêmement abondante. La température oscille autour de 39° pendant neuf jours. Elle oscille autour de 38° pendant les huit jours suivants. Pendant quatre jours, elle remonte à 39° et tend vers 40°.

27 *octobre*. — *Dix-huit jours après l'arrivée* du blessé, vingt jours après sa blessure, un *suintement sanguin important* a lieu par la plaie traumatique. Il est arrêté par des applications d'eau alcoolisée. Le suintement *se répète* de la même façon, *les deux jours suivants*.

30 *octobre*. — Enfin, le *vingt et unième* jour après la blessure, dans la nuit du 29 au 30 octobre 1914, une *hémorragie très importante* se produit à une heure du matin par la plaie de la face interne du bras. On fait appel au docteur Lelièvre, aide-médecin de garde. Il constate une mare de sang, et des caillots agglutinés entre le bras gauche et le côté gauche du thorax, qui collent l'un à l'autre. Le sang ne semble plus suinter. Pour éviter de provoquer un suintement nouveau, il fait un pansement compressif, par-dessus le pansement imbibé de sang coagulé. Le blessé, sans avoir de syncope complète, se sent

« s'en aller », et se plaint de malaises. Il est très pâle, et les muqueuses sont décolorées.

Le matin, à sept heures, on me prie de venir le voir. Je trouve un blessé d'une pâleur de cire, avec une température de 40°2 et un pouls à 120, dans un état précaire.

Pendant que l'on prépare l'intervention, les infirmiers font une injection sous-cutanée de 250 centimètres cubes de sérum physiologique et une injection d'huile camphrée de 4 centimètres cubes.

Opération. — A neuf heures et demie du matin : Aide, M. le Médecin major de première classe Guerrier ; opérateur, M. l'Aide major de première classe Léo ; anesthésiste (chloroforme réglementaire), M. l'Aide-médecin Lelièvre (de Paris).

Mise en place d'un garrot de caoutchouc en haut du bras. Après désinfection de la peau, à la teinture d'iode, une longue incision est menée sur *la face interne du bras gauche*, sur la moitié supérieure du trajet du paquet vasculo-nerveux. Cette incision passe par la plaie traumatique.

Une grande quantité de caillots noirs jaillissent de la plaie. Ils remplissent toute la loge interne du bras, et remontent, non seulement dans l'aisselle, mais encore sur toute la *surface antérieure du muscle grand pectoral gauche*, où ils déterminent une volumineuse saillie globuleuse qui soulève la peau jusqu'à la clavicule. Ils sont mélangés de pus. Tous ces caillots sont chassés par expression manuelle, ou épongés avec des compresses stériles. Leur ablation laisse une vaste *poche pectoro-axillo-brachiale.* On voit alors les nerfs de la face interne du bras, médian, cubital, brachial cutané interne et son accessoire, disséqués, pour ainsi dire, par les caillots.

A côté d'eux, *l'artère* humérale est difficile à reconnaître, car elle est englobée dans un *tissu infecté*, induré, friable, et sans limites nettes. En la mettant à découvert, on constate aussitôt que deux *pointes osseuses acérées* sont à son contact immédiat. Ces aiguilles osseuses sont dirigées, l'une vers le coude, l'autre vers l'épaule. Elles appartiennent, l'une au fragment supérieur, l'autre au fragment inférieur de l'humérus gauche. Elles sont taillées en biseau acéré, aux dépens de la face externe de l'humérus. La perte de substance humérale représente un V tourné en dehors, dont la pointe touche les deux aiguilles osseuses, et

dont les deux branches sont formées par les biseaux des fragments. Dans l'aire de cet angle, se trouvent trois esquilles
presque libres (fig. 3) ; chacune d'elles a des extrémités po'ntues,
et leur juxtaposition représente la perte de substance osseuse,
entre les deux fragments principaux de l'humérus (fig. 4). Je

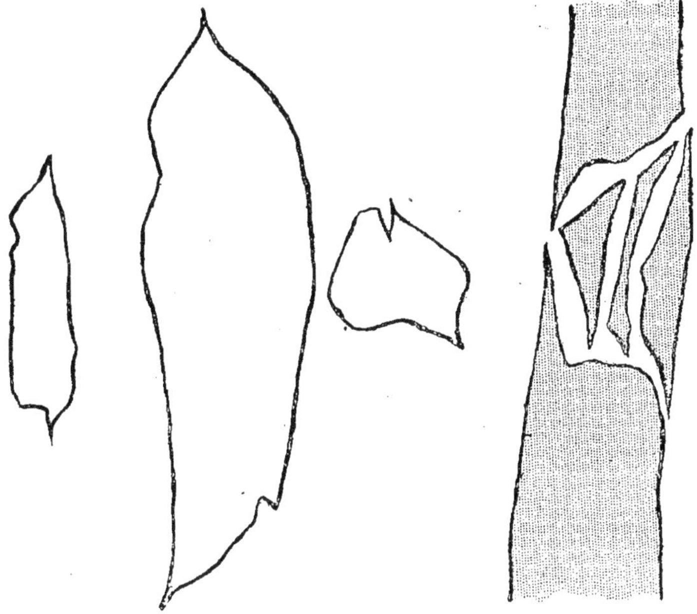

Fig. 3. — Esquilles humérales (grandeur nature)
retirées pendant l'opération décrite à l'observation II.

Fig. 4. — Schéma de
la disposition des es-
quilles dans le foyer
de fracture humé-
rale (observation II).

résèque à la pince coupante les deux extrémités des fragments
huméraux, qui se terminent en aspérités effilées et aiguës,
appuyées contre l'artère et les veines humérales, le tout baignant
dans le pus. Je pratique la ligature au catgut n° 1 de l'artère
humérale. Le lien en caoutchouc est enlevé ; l'artère est bien liée.

Un peu de sang vient encore de la profondeur, du côté *externe
du bras*, comme s'il venait de la face interne des faisceaux les
plus postérieurs du deltoïde. Les esquilles sont enlevées. L'une
d'elles tient par une très petite surface, mais très solidement,
au voisinage du point qui saigne légèrement.

Une *contre-incision* est faite sur la face *postero-externe* du bras, en plein deltoïde. Elle permet de libérer facilement l'*esquille* adhérente, de pincer et de *lier la branche de l'artère circonflexe*, qui donnait encore un peu de sang. On touche la plaie à la teinture d'iode au 1/10ᵉ. Drainage abondant du creux de l'aisselle, de la région pectorale et du foyer opératoire. Pas de sutures cutanées. Le blessé n'a pris que 12 grammes de chloroforme, administré avec le plus grand soin et la plus grande parcimonie par le docteur Lelièvre (de Paris).

A la fin de l'opération, l'*avant-bras* et la *main* sont *froids* et *inertes*.

Le facies est blanc mat.

Du côté droit, le pouls radial est perceptible, mais incomptable. Le pronostic est très incertain.

Suites opératoires. — On installe immédiatement le sérum rectal, suivant la formule de Murphy :

> Eau . . . . 1 000 grammes
> NaCl . . . . 7 —
> CaCl . . . . 3 —

L'opéré ne paraissant pas avoir de nausées, on recommande de le faire boire tant qu'il voudra.

Une injection sous-cutanée d'huile camphrée sera faite toutes les heures.

Il est dix heures du matin.

A deux heures de l'après-midi, le blessé a reçu 750 grammes de sérum rectal. Il a bu 200 grammes de limonade. Le pouls est perceptible et comptable à 140.

A six heures du soir, le blessé a reçu encore 1 500 grammes de sérum rectal et a bu 125 grammes de lait.

Il a émis 500 centimètres cubes d'urine depuis l'opération.

Son pouls est à 128.

A huit heures du soir, le blessé a encore pris 750 centimètres cubes de sérum rectal, soit 2 250 centimètres cubes dans les dix heures qui ont suivi l'opération. Il a émis, dans le même temps, 700 centimètres cubes d'urine.

Son pouls est bien frappé, à 120.

A ce moment, la question se pose de savoir s'il faut, ou non, continuer le sérum rectal, pour maintenir la situation acquise à grand'peine.

La réponse est fournie, selon la méthode que j'ai préconisée, par l'emploi de l'*oscillomètre-sphygmo-manomètre de Pachon*, qui marque que la pression maxima est à 13. On conseille donc de faire encore 750 grammes de sérum rectal dans la nuit, puisqu'il y a de la marge entre la pression artérielle normale : 16, et la pression artérielle actuelle du sujet : 13.

La température du soir, douze heures après l'opération, est de 39°9 (au lieu de 40°2, la veille).

La main gauche et l'avant-bras sont *encore glacés*.

On prévoit pour le lendemain la possibilité d'une amputation du bras, qui serait bien simple à pratiquer, puisque l'os est déjà fracturé, l'artère liée, et la peau incisée en deux endroits. Dans la nuit du 30 au 31 octobre, le blessé reçoit les 750 centimètres cubes de sérum convenus. Il boit à volonté, mais il boit trop, et il a un vomissement.

31 octobre 1914. — Huit heures du matin (fin du premier jour). L'*avant-bras et la main* du côté opéré *sont chauds et vascularisés*. La circulation s'y est rétablie. Toute idée d'opération complémentaire est donc écartée.

Le pouls est à 120; la température est à 38°8; la pression artérielle est à 15. On cesse le sérum rectal.

Le total des urines des 24 heures précédentes est de 800 centimètres cubes.

Le facies est meilleur, une légère coloration rosée est visible sur le milieu des joues.

Le blessé répond bien aux questions et parle spontanément. Il reste immobile. Il s'assoupit fréquemment.

Dans la journée, boissons abondantes, lait, eau, tisane de queues de cerises.

Le soir, le pouls est à 108, la température à 39°9. La pression est à 16,5, un peu trop élevée.

1ᵉʳ *novembre* (fin du deuxième jour). — Urines des dernières vingt-quatre heures : 1000 centimètres cubes. Température, 39°4; pouls, 110; pression, 16,5, encore un peu élevée.

Le pansement est changé pour la première fois. Pas de sang. Du pus, mais moins qu'avant l'opération.

Le drainage est complété par de nouveaux drains, teinture
d'iode dans les trajets.

Le blessé s'alimente et le facies est meilleur.

Soir. — Température : 39°4 ; pouls : 112.

La pression n'est pas prise, car le blessé s'alimente et n'a *plus*
besoin de sérum depuis vingt-quatre heures, puisque la *pression*
est au-dessus de la normale.

2 *novembre* (fin du troisième jour). — Matin : urines, 1 300 centimètres cubes ; température, 39°4, comme la veille ; pouls, 110.

Le pansement est changé. *On ne trouve pas dans la plaie*
l'explication de la persistance de l'élévation de température. Toute
la plaie se draine parfaitement. Aucun œdème, nulle part ; la
main est chaude et la peau en est d'aspect normal.

On pense à la septicémie.

On fait une *injection intraveineuse d'or colloïdal,* au pli du
coude, dans la veine médiane céphalique.

Soir. — Cette injection a déterminé des phénomènes de
réaction vive : sueurs, agitation, élévation thermique.

Mais le soir, la température a baissé à 38°8.

Pouls, 112 ; pression, 15.

3 *novembre* (fin du quatrième jour). Matin. — La température est remontée à 40°1 ; le pouls est remonté à 120 ; pression,
15 1/2 ; urines, 1 000 centimètres cubes.

Le pansement est refait, les plaies bourgeonnent en certains
points ; d'autres sont encore blafards. Pas de rétention de pus
nulle part.

Soir. — La température monte encore à 40°3.

Le pouls reste à 120. Situation précaire.

4 *novembre* (fin du cinquième jour). Matin. — Température,
encore 40°2 ; pouls, 126 ; urines, 1 050.

Le pansement n'explique pas cette recrudescence des phénomènes généraux.

Le docteur Guerrier ausculte le blessé, et constate alors, à
gauche, les signes d'une *pneumonie avec râles crépitants* dans la
région moyenne du poumon gauche, en arrière, avec *frotte-*
ments pleuraux à la base du même côté.

On décide de faire des *enveloppements humides* du thorax le
plus souvent possible.

On en fait *trois dans la journée.*

Soir. — Température redescend à 39°5 ; pouls redescend à 120.

5 *novembre* (fin du sixième jour). — On a fait deux enveloppements humides pendant la nuit.

Matin. — Urines, 1 150 ; température, 39°4 ; pouls à 108.

Les plaies bourgeonnent assez bien.

Deux enveloppements humides.

Soir. — Pouls, 108 ; température, 38°8.

6 *novembre* (fin du septième jour). Matin. — Température, 38°8 ; pouls, 108 ; urines, 800 centimètres cubes.

On a fait six enveloppements humides dans les dernières vingt-quatre heures. Aussi la température et le pouls sont-ils très améliorés.

Les plaies, celle de la face interne du bras, et celle de sa face externe, bourgeonnent activement. Elles ne donnent plus de pus, seulement un peu de sérosité. On *supprime deux des drains* axillo-pectoraux. L'alimentation de l'opéré est normale.

Soir. — Température, 38°2 ; pouls, 100.

7 *novembre* (fin du huitième jour). Matin. — Température, 37°9 ; pouls, 100 ; urines, 1 100.

On a fait quatre enveloppements humides dans les vingt-quatre heures. Le blessé a dormi, pour la première fois, sans s'éveiller. A l'auscultation, le foyer de pneumonie a diminué. On entend encore les frottements pleuraux de la base gauche.

Le pansement montre les plaies en voie rapide de bourgeonnement et de cicatrisation.

Soir. — Température, 38°2 ; pouls, 100.

8 *novembre* (neuvième jour). Matin. — Température, 37°8 ; pouls, 100 ; urines, 900 centimètres cubes.

L'état précaire du blessé n'avait pas permis jusque-là de refaire l'appareil plâtré destiné à maintenir son bras fracturé. Cet appareil fut refait le 8 novembre au matin, en modifiant un peu l'attitude de l'avant-bras sur le bras, pour en augmenter la flexion. Il consiste en une simple gouttière postéro-externe.

Le soir, température, 39°2 ; pouls, 120.

L'auscultation montre un *réveil* des *lésions pulmonaires*. On reprend les enveloppements humides.

9 *novembre* (dixième jour). Matin. — Température, 40°8 ; pouls, 124 ; urines, 750 centimètres cubes.

On fait une *injection intraveineuse* de 20 centimètres cubes d'électrargol et des enveloppements humides.

Soir. — Température, 39°8; pouls, 116.

L'état général est très défectueux.

10 *novembre* (onzième jour). Matin. — Température, 38°4; pouls, 120.

On fait encore une injection intraveineuse de 20 centimètres cubes d'électrargol, et les enveloppements humides sont continués, les râles crépitants s'entendent aux deux bases pulmonaires.

Soir. — Température, 40°5; pouls, 120.

11 *novembre* (douzième jour). Matin. — Température, 40°2; pouls, 120, petit et dépressible; urines, 925 centimètres cubes.

Injection intraveineuse de 20 centimètres cubes d'électrargol.

Soir. — Température, 39°8; pouls, 124, très petit.

12 *novembre* (treizième jour). Matin. — Température, 40°1; pouls, 130.

Mort à six heures du soir.

OBSERVATION VII (due à l'obligeance de M. le docteur Moutier).
— *Hémorragie secondaire de la veine humérale.*

(Sept jours après la blessure.)

Grun..., 23 ans, Feldwebel dans l'armée allemande, est blessé le 16 septembre 1914, près de Reims.

Une balle de fusil, française, lui a fracturé le col chirurgical de l'humérus gauche, à environ 5 centimètres de la tête humérale.

Le projectile a suivi un trajet qui va de la région interne et un peu antérieure du bras à la région postérieure et externe. Les orifices du trajet ont 1 centimètre de diamètre environ.

Au moment même de la blessure, l'hémorragie, dit le blessé, a été *peu importante.*

Le blessé est fait prisonnier et entre à l'hôpital temporaire n° 26, à E...

La blessure, à son entrée, est déjà infectée. On constate, le 23 septembre, un œdème marqué du bras et un œdème léger du dos de la main. La suppuration des deux orifices du trajet de la balle est modérée. La radiographie montre une fracture avec chevauchement notable. Le fragment supérieur est en dedans et le fragment inférieur, en dehors.

Le 23 septembre, on décide de réduire le chevauchement, et de maintenir la réduction par un appareil de Hennequin.

Au moment de la réduction, une traction très forte fut exercée.

Aussitôt du *sang noir* se mit à couler *très abondamment* par les deux orifices du trajet suivi par la balle de fusil.

L'hémorragie immédiate fut d'au moins 3oo grammes de sang qui faisaient une très large flaque sur le plancher. Mais, de plus, dans les douze heures qui suivirent, le sang continua à couler et le plâtre en fut complètement imbibé. Enfin un hématome considérable se forma qui augmenta le volume du bras et celui de l'avant-bras qui devinrent, l'un et l'autre, d'une couleur foncée, due à l'*ecchymose* genéralisée et qui ne respecta que la main.

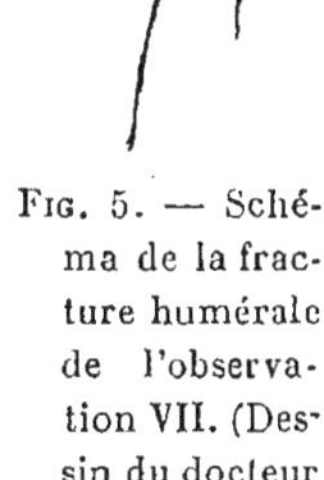

Fig. 5. — Schéma de la fracture humérale de l'observation VII. (Dessin du docteur Moutier.)

Le blessé n'accusa aucune douleur spéciale, et n'eut *pas de température.*

Ce plâtre fut retiré le jour même et l'on se contenta de pansements simples qui maintenaient l'avant-bras fléchi à angle droit sur le bras.

Pendant un mois environ, il y eut un suintement séro-purulent par les plaies, avec élimination de *trois ou quatre esquilles* de quelques centimètres de long.

Le 20 octobre 1914, un nouveau plâtre fut appliqué. On fit une traction beaucoup plus énergique que celle du 23 septembre. La réduction fut plus laborieuse et nécessita des efforts considérables ; mais il n'y eut ni hémorragie, ni gonflement consécutifs.

Le 10 novembre, l'appareil fut enlevé. Le résultat fut excellent. Le raccourcissement était inférieur à 1 centimètre. Le blessé quitta l'hôpital temporaire n° 26, le 22 novembre.

OBSERVATION VIII. — *Hémorragie secondaire des artères recurrente radiale et recurrente cubitale du coude gauche.*

(Sept jours après la blessure.)

H. D... est blessé le 11 novembre 1914 à Ypres (Belgique).

Il est aussitôt pansé par un camarade qui se sert de son pansement individuel.

La blessure a été produite par un volumineux éclat d'obus, que le blessé a vu dans la paille sur lequel il était couché, mais qu'il n'a pas pensé à recueillir. Elle consiste en une plaie pénétrante de l'articulation du coude gauche, avec point d'entrée sur la face externe du pli du coude, sous le radius, et sortie à travers le cubitus à 5 centimètres au-dessous du bec de l'olécrane. Une hémorragie notable se produit dans les premiers moments à travers le pansement.

Conduit à un poste de secours ; la plaie fut touchée à l'iode, on fit un deuxième pansement, et le membre fut immobilisé dans une gouttière de carton. On fit une piqûre de morphine.

12 *novembre.* — On fit un troisième pansement, puis départ pour E... où le blessé arriva le 15 novembre, sans renouvellement de pansement et *sans hémorragie.*

15 *novembre.* — A l'hôpital temporaire n° 1, le docteur Godeau fit le pansement ; suppuration abondante, lavages au permanganate de potasse et à l'eau iodo-iodurée.

16 *novembre.* — Même pansement, pas d'hémorragie.

17 *novembre.* — Même pansement, pas d'hémorragie.

18 *novembre.* — A deux heures de l'après-midi, un infirmier vient chercher le blessé pour le conduire à la salle de pansements. Il constate que le blessé saigne abondamment. Le pansement, le drap, le matelas sont imbibés de sang.

Le docteur Godeau prévenu, fait de la compression. L'état général du blessé est excellent ; pas de rapidité du pouls, pas de pâleur, à peine une légère tendance à la syncope. Très averti de l'insuffisance des petits moyens et de la compression pour arrêter ces hémorragies secondaires et de leur tendance continuelle à la répétition de suintements peu importants jusqu'au moment où l'hémorragie devient grave, le docteur Godeau vient me chercher à trois heures, une heure après le début du suintement sanguin.

Opération de suite, à quatre heures de l'après-midi.

Le blessé est pâle, mais son pouls est à 68. Le pansement est traversé par le pus et le sang mélangés.

Chloroforme, M. le docteur Agut vient s'en charger; aide, docteur Godeau; opérateur, docteur Léo; présents, Mmes d'Ideville et Rater et trois nurses anglaises.

La peau est touchée à la teinture d'iode au 1/10ᵉ. Des deux plaies; l'une cubitale postérieure, sur l'os; l'autre radiale, mais très basse, *sous* le radius; c'est la plaie postérieure, c'est le siège du saignement.

On la débride parallèlement au cubitus, sur une longueur de 8 centimètres environ.

Le cubitus apparaît complètement broyé, à un niveau qui est à 5 centimètres environ de l'olécrane. On aperçoit le fragment cubital inférieur pointu, irrégulier. On reconnaît l'apophyse coronoïde détachée de l'os, adhérente aux muscles, on l'extirpe facilement.

On reconnaît l'extrémité inférieure de l'humérus absolument libre; la surface cartilagineuse ne touche plus au radius, ni au cubitus en aucun point. Cette extrémité se trouve du reste luxée vers la plaie cubitale, par l'attitude donnée au membre supérieur pendant l'intervention.

On reconnaît la tête cubitale, c'est-à-dire l'olécrane privé seulement de sa coronoïde fracturée et qu'on vient d'enlever.

De nombreux débris osseux sont encore adhérents aux muscles épitrochléens dont il faut les détacher un à un aux ciseaux. On compte qu'on en a extrait quatorze.

Ceci fait, on constate que le suintement sanguin provient de deux sources modestes, l'une située à l'entrée du foyer de fracture, l'autre située dans sa profondeur, de chaque côté de l'humérus dénudé. Leur situation répond bien à celle des artères recurrente radiale, recurrente cubitale. On les pince et on les lie. L'hémostase est obtenue sans aucune difficulté.

On resèque la pointe acérée par laquelle se termine le fragment inférieur du cubitus.

On débride la deuxième plaie, celle qui se trouve sur la face externe et antérieure de l'avant-bras, et qui communique largement avec le foyer opératoire. On touche le tout à la teinture d'iode au 1/10ᵉ et l'on passe un gros drain n° 45, perforé, d'une face à l'autre.

Le radius n'a été aperçu à aucun moment; il est resté sur un plan antérieur au champ opératoire.

On fait un pansement aseptique, sur lequel est appliqué une gouttière plâtrée postéro-interne, qui maintiendra cet avant-bras ballant.

A la fin de l'intervention, le pouls est excellent à 68 à la minute.

Suites opératoires. — L'état du blessé est excellent. Pas de température à la suite de l'intervention. Bourgeonnement actif de la plaie. Les drains sont supprimés ou raccourcis proprement.

Le plâtre maintient l'humérus en contact avec le radius[1].

1. Depuis la rédaction de ces lignes, guérison avec un coude mobile, mais moins solide qu'avec un coude normal.

CHAPITRE II

———

HÉLIOTHÉRAPIE PARTIELLE

ET BLESSURES DE GUERRE

Historique.

L'héliothérapie consiste à exposer, sans aucune interposition de quoi que ce soit, les téguments aux rayons solaires.

Employée d'abord contre les *fistules* intarissables des tuberculoses osseuses et articulaires, puis contre les tuberculoses osseuses et articulaires *non fistulisées*, enfin contre des plaies très infectées, mais non tuberculeuses, l'héliothérapie fut en France, l'objet d'un grand effort scientifique au Congrès de thalassothérapie et d'héliothérapie de Cannes (Alpes-Maritimes) en avril 1914. Le professeur d'Arsonval, M. Vallot, directeur de l'observatoire du Mont-Blanc, M. Daniel Berthelot, posèrent, à ce Congrès, les bases physiques, spectroscopiques et chimique de l'héliothérapie, en démontrant que son action n'était due, en aucune façon, aux rayons calorifiques du spectre solaire, ni à ses rayons lumineux, mais bien à ses *rayons ultra-violets*, absolument ignorés de nos sens, et que la physique seule peut constater. La physique fait mieux encore, elle montre qu'il s'agit d'une vibration extrêmement rapide, et elle pousse même ses investigations jusqu'à mesurer la longueur d'onde de ces vibrations ; il s'agit de millionièmes de millimètres ; il y a des espèces variées de rayons ultra-violets classés en séries suivant le chiffre de la longueur d'onde de ces vibrations par unité de temps.

L'héliothérapie est donc tout autre chose que « l'agrément de se chauffer au soleil », universellement répandue, mais dont l'empirisme est trop bourré de préjugés, de notions fausses ou mal interprétées, pour pouvoir devenir un moyen thérapeutique de confiance.

User de l'héliothérapie n'est pas : se chauffer au soleil. C'est laisser parvenir sur les téguments *mis à nu*, sans la moindre interposition, ni de gaze légère, ni de verre de vitres, ni d'écran tamiseur, ni de quoi que ce soit, les *rayons ultra-violets* émis par le soleil, à travers l'éther, et à travers l'atmosphère qui entoure notre planète.

Cette exposition aux rayons ultra-violets, est possible partout où le soleil brille. Le Congrès de Cannes a fait cette utile démonstration. M. Vallot, M. Daniel Berthelot, ont constaté que la quantité de rayons ultra-violets mesurables ne varie que dans une proportion infime, au haut du Mont-Blanc, ou dans la plaine, à la ville ou à la campagne. Leur émission doit être envisagée comme un phénomène solaire, beaucoup trop puissant et trop intense, pour être impressionné par quelques millimètres de plus ou de moins, dans l'épaisseur d'air traversé par eux. Il n'y a aucune différence réelle, entre les irridiations ultra-violettes, encore appelées : actiniques, en haut du Mont-Blanc, et celles reçues dans la plaine.

Cette constatation primordiale est la base de cette affirmation, peu connue encore, et cependant véritable, que l'héliothérapie peut être pratiquée *n'importe où*, pourvu que les rayons solaires arrivent à la peau du sujet, sans interposition de verre à vitre, ni de quoi que ce soit.

Dans la réalité, les rayons ultra-violets traversent du verre mince, Mais, comme cette minceur ne peut pas être pratiquement connue, comme on ne peut générale-ment pas démonter un carreau de vitre pour le mesurer avant de l'interposer entre le blessé et le soleil, il est pratiquement préférable de considérer une vitre, comme *toujours* opaque aux rayons ultra-violets et d'adopter la formule que rien, absolument rien, ne doit être interposé entre la peau nue du sujet, et les rayons solaires.

Technique.

L'héliothérapie véritable, celle qui seule a été envisagée au Congrès de Cannes de 1914, est celle qui expose le corps entier du sujet (en exceptant parfois la tête) aux rayons ultra-violets. Cette exposition totale est celle qui a guéri des tuberculoses osseuses, articulaires, parvenues au plus haut degré de gravité. N'a-t-on pas pu constater, au Congrès de Cannes [1], l'état devenu excellent, d'un enfant, pupille de l'Assistance publique, envoyé à Cannes à la fin de janvier 1914, atteint de coxalgie fistuleuse tellement grave, avec des lésions si étendues, qu'un anus fémoral s'était établi vers le grand trochanter par propa-gation des tubercules à l'os coxal, au tissu cellulaire du *pelvis,* et enfin au rectum? Quel chirurgien aurait accepté de toucher à de telles lésions, avec le moindre espoir de les guérir? Trois mois d'exposition de l'enfant au soleil, sans autre thérapeutique, avait guéri l'anus contre nature patho-logique, tari plusieurs fistules, dont une seule donnait encore un peu de sérosité transparente au moment de la visite des congressistes, et permis au sujet un embon-

1. Maison de santé Santa Maria, avril 1914, Cannes.

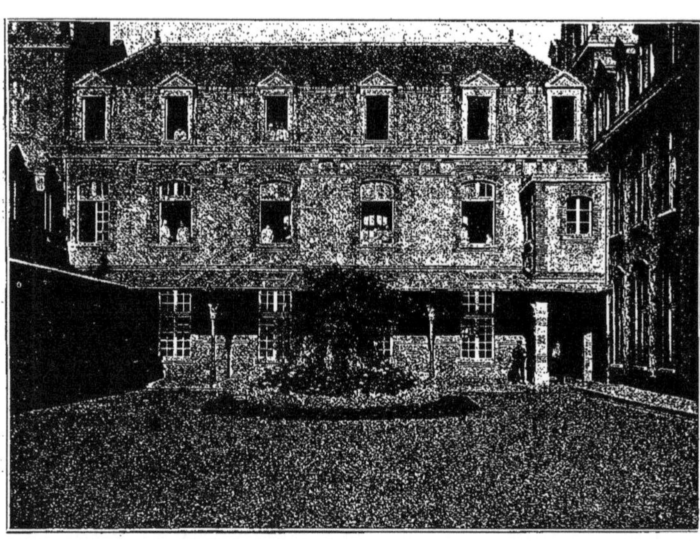

Fig. 6. — Vue extérieure des fenêtres de la salle de l'Hôpital temporaire n° 5, où fut pratiquée l'héliothérapie partielle.

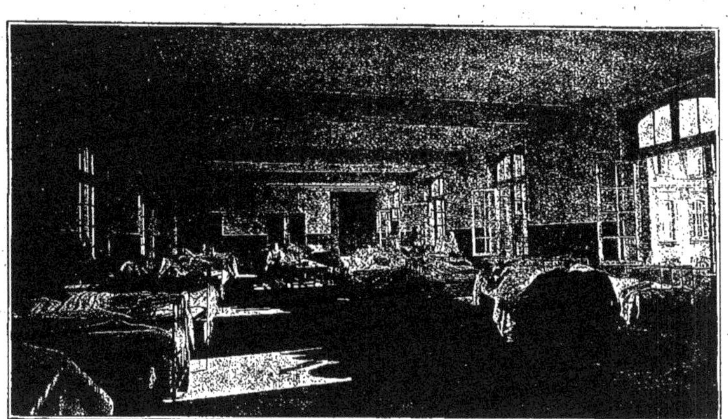

Fig. 7. — Vue intérieure de la salle où fut pratiquée l'héliothérapie partielle.

point inespéré, garant d'une prochaine guérison totale. La puissance thérapeutique des rayons ultra-violets a été révélée par bien d'autres résultats semblables, dans les cas de tuberculose des membres et de l'abdomen [1]. Mais pour les obtenir il faut pratiquer l'héliothérapie *totale*, sur le corps en entier.

Ces résultats qu'on pourrait appeler ceux de l'héliothérapie intégrale, ont provoqué aussitôt des tentatives *d'héliothérapie, réduite* d'une part à une région restreinte du corps, comme un membre supérieur, ou le thorax seul, ou l'abdomen isolément, ou seulement le membre inférieur, et destinée d'autre part à des plaies qui n'étaient pas tuberculeuses le moins du monde. Certains chirurgiens ont insolé des appendicites, des salpingites ou des plaies résultant des accidents du travail. Il était naturel et tentant, d'appliquer ce traitement aux blessures de guerre et de s'en servir comme d'un puissant adjuvant aux moyens habituels.

C'est ce qui a été fait à l'hôpital temporaire n° 5. Ce bâtiment possédait des salles exposées de façon à recevoir les rayons du soleil, le matin, depuis sept heures jusqu'à midi en été et de huit heures et demie à onze heures pendant les jours de plus en plus courts de l'automne. De très nombreuses et de très hautes fenêtres, étaient ouvertes dès que le soleil apparaissait (figure 6). Les lits des blessés étaient traînés facilement, grâce à leurs roulettes heureusement en bon état, dans les rais de lumière solaire, correspondant aux fenêtres ouvertes (figure 7).

Le lit du blessé était ouvert largement.

Le pansement était défait, en ayant le plus grand soin de sortir les drains lorsque la plaie en comportait. La

1. Léo. Congrès de Cannes 1914. Deux cas de tuberculose péritonéale guéris par l'héliothérapie.

région entière sur laquelle portait la plaie était exposée au soleil, entrant par la fenêtre. Par exemple, tout le membre inférieur et l'abdomen étaient exposés pour une

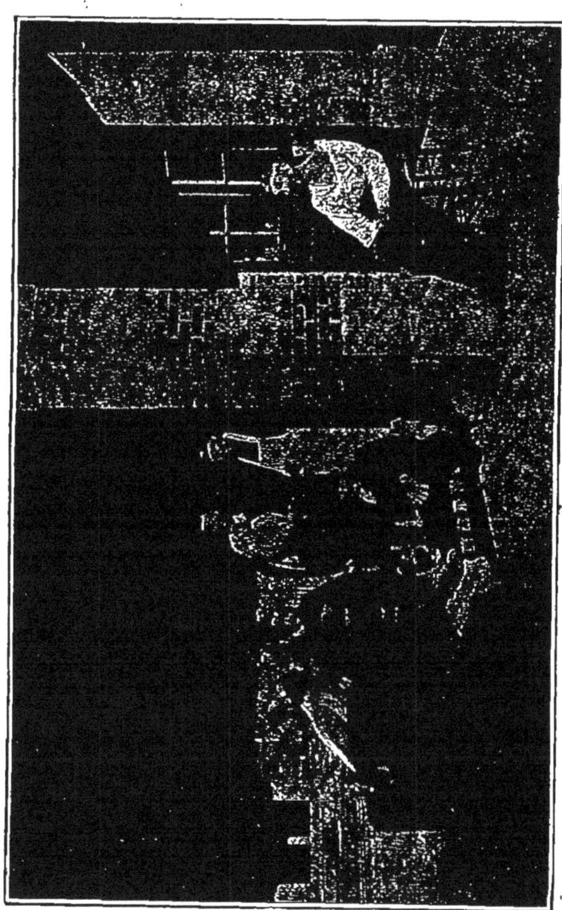

Fig. 8. — Groupe de blessés soumis à l'héliothérapie partielle en octobre 1914, à l'Hôpital temporaire n° 5.

arthrite purulente du genou. Tout le membre supérieur et l'épaule, pour une plaie d'un segment quelconque de ce membre ; tout le dos pour une plaie lombaire ; tout l'abdomen et les cuisses pour une plaie de la paroi abdominale.

Il s'agissait donc d'héliothérapie *partielle*, et non d'héliothérapie *intégrale*.

L'idée d'utiliser l'héliothérapie partielle pour le traitement des blessures de guerre ne nous est venue que le 15 septembre. Elle fut réalisée d'abord comme il vient d'être dit, dans la salle 14, dont la photographie constitue la figure 7. Devant les résultats obtenus, l'emploi des rayons actiniques fut bientôt généralisé à des blessés moins atteints que les premiers,

D'autres lieux d'insolation furent installés. L'un d'eux se trouvait dans la grande cour de l'hôpital temporaire n° 5, au pied du bâtiment inondé de soleil qu'occupait la salle 14. Un autre fut installé dans une vaste cour, destinée en temps de paix aux ébats des élèves de l'établissement d'enseignement qu'occupait l'hôpital, depuis la mobilisation. Cette grande cour était particulièrement bien exposée au soleil de l'après-midi. La figure 8 représente un groupe de blessés recevant les rayons actiniques sur leurs blessures.

La durée des séances était variable d'un jour à l'autre, suivant la durée ou l'éclat des rayons solaires eux-mêmes. Si un nuage passait pendant deux ou trois minutes, les blessés pouvaient ramener leurs couvertures sur eux. Si l'écran formé par les nuages durait davantage, un infirmier ou une infirmière, souvent une auxiliaire sans notions spéciales, fermaient les fenêtres, et attendaient. Elles les rouvraient, si le soleil reparaissait, et prévenaient le médecin-major, ou le panseur, si les nuages formaient un écran persistant.

Les pansements des insolés étaient alors refermés.

La présence du soleil, le matin, et non l'après-midi, coïncidait, du reste, à l'hôpital temporaire n° 5, avec l'heure habituelle des pansements, de sorte qu'aucune perte de

temps appréciable, ni aucune complication d'ordre matériel, ne résultaient de l'emploi de l'héliothérapie partielle.
Comme elle n'était pas appliquée invariablement à tous
les blessés, mais seulement à certains d'entre eux, suivant
des indications qui seront discutées ultérieurement, il
était facile, les jours de soleil, de défaire d'abord tous les
pansements des blessés à insoler, puis de s'occuper des
pansements de ceux qui n'étaient pas destinés à être insolés, et, ceux-ci terminés, de revenir fermer les pansements des blessés mis au soleil, en leur appliquant,
comme d'habitude, les topiques ou les soins nécessaires.

Une objection vient à l'esprit immédiatement lorsqu'on
mentionne dans un climat septentrional, l'héliothérapie
comme un moyen thérapeutique. On croit volontiers qu'il
n'y a pas de soleil, pendant la mauvaise saison, dans les
climats froids du Nord, ou brumeux de l'Ouest. Cette objection est en partie fondée, mais elle est toute relative;
elle serait valable, s'il était question de pratiquer l'insolation pendant plusieurs heures de suite, comme l'exigent
les tuberculoses ostéo-articulaires par exemple.

Elle n'est nullement valable, s'il s'agit d'insoler pendant une heure ou deux des plaies, dont l'infection n'est
pas aussi tenace que celle de la tuberculose articulaire ou
osseuse.

Pour fixer les idées, voici le tableau des heures de soleil, utilisées pour les blessés de l'hôpital temporaire
n° 5, dans un site brumeux du département de l'Eure,
c'est-à-dire au nord-ouest de la France, pendant le mois
de novembre, où la pluie, la neige, le vent, une tempête,
ont alterné avec quelques jours, dits de beau temps. Ces
chiffres sont tirés du cahier spécial dans lequel furent
notées avec soin, quotidiennement, les heures d'insola-

tion effective des blessés de la salle 14 de l'hôpital temporaire n° 5.

MOIS DE NOVEMBRE

Jours.	Heures de soleil utilisé.	Jours.	Heures de soleil utilisé.
1.....	o	16.....	o
2.....	1 h.	17.....	2 h.
3.....	2 h. 1/2	18.....	2 h.
4.....	o	19.....	1 h.
5.....	3 h.	20.....	2 h.
6.....	o	21.....	2 h.
7.....	o	22.....	o
8.....	o	23 ...	2 h.
9.....	o	24.....	o
10.....	1 h.	25.....	2 h.
11.....	o	26.....	o
12.....	2 h. 1/2	27.....	1 h.
13.....	o	28.....	o
14.....	1 h.	29.....	
15.....	o	30.....	
9 jours sans soleil.	6 jours de soleil (11 heures).	5 jours sans soleil.	8 jours de soleil (14 heures.

Ce tableau répond à peu près à la pire situation possible pour l'usage du soleil dans nos climats. Les mois de septembre et d'octobre ont fourni des heures de soleil beaucoup plus nombreuses, mais dont le relevé n'a pas été fait. Pour l'apprécier il faut songer qu'il représente les heures de soleil utilisées réellement par les blessés, et que bien des fois, le ciel restait sans nuages, toute la journée. Si donc on avait voulu prolonger la séance pour un des blessés, cela aurait été faisable. On s'est contenté de deux heures, ou de trois heures, parce que c'est le nombre d'heures, commode à adopter, pour se plier aux exigences générales du service chirurgical dans un hôpital militaire,

nullement destiné de façon exclusive au traitement héliothérapique.

Mais il ne faudrait pas que le tableau des journées de
soleil de novembre, fît oublier les journées consécutives
de soleil continuel, dont les mois de septembre et d'octobre ont été illuminés, et qui ont permis un usage important des rayons ultra-violets pour les blessés traités
pendant cette période.

Ce tableau des heures de soleil de novembre a été établi
pour montrer que, même pendant les jours courts et en
apparence obscurs, il y a des rayons ultra-violets émis
et utilisables. Telle journée dans son ensemble est une
journée sombre et hivernale, sans lumière. Un coup d'œil
rapide jeté sur le ciel à un ou deux moments quelconques
de la journée montre un ciel absolument gris, un temps
couvert et triste. Comment faire de l'héliothérapie par un
jour pareil, dira le premier venu? Mais il n'a pas observé
que de sept heures à huit heures et demie du matin, par
exemple, un soleil brillant a déversé sa lumière et ses
rayons ultra-violets. A huit heures et demie du matin,
mais à cette heure-là seulement, la brume ou les nuages
sont venus.

En un mot, il faut être à l'affût de l'apparition du soleil, pour l'utiliser dès qu'il paraît, pendant les courtes
journées d'hiver.

Cela est très faisable et très pratique, dans les hôpitaux militaires, même dans les hôpitaux mobilisés du
temps de guerre, où les infirmiers et les infirmières de
bonne volonté prêts à aider de toutes façons, ne manquent
pas... De plus, les blessés eux-mêmes, dès qu'ils en ont
goûté, réclament « leur soleil » et demandent que leurs
lits y soient roulés, dès qu'ils en aperçoivent les rayons.

Il n'est donc ni juste, ni véridique d'opposer au traite-

ment héliothérapique en nos climats, la question préala-
ble, et de prétendre, que « n'ayant pas de soleil, peu nous
importe qu'il guérisse, ou non ».

Il faut enfin se rappeler ce qui a été démontré au congrès de thalassothérapie et d'héliothérapie de Cannes en
avril 1914, à savoir que ce ne sont pas les rayons calorifiques du soleil qui agissent en thérapeutique, mais seulement les rayons ultra violets, dits rayons actiniques. Ce
n'est donc pas la chaleur, évidemment modérée du soleil
du Nord, qui peut être un argument contre l'héliothérapie septentrionale. MM. Vallot et Daniel Berthelot ont
montré que ces rayons actiniques sont également présents
dans l'atmosphère de France, de Suisse, du Pic de Téné-
riffe, etc., quand le soleil y brille, à quelque saison qu'il
brille.

Que l'on discute donc les effets du soleil sur nos tissus,
mais que l'on ne nie pas l'existence d'une action réelle,
exercée par lui sur eux.

Étude clinique des rayons actiniques sur les blessures de guerre

Les blessés exposés aux rayons solaires en bénéficient
de trois façons différentes :

1° L'épidermisation des plaies est nettement accélérée ;

2° Les bourgeons charnus deviennent vivaces et se
multiplient ;

3° L'œdème disparaît et l'infection s'atténue.

1° L'épidermisation accélérée

Ce fait est d'observation facile et ne soulève aucune
objection. Chaque fois qu'un blessé aura besoin d'épidermiser une vaste surface, des séances d'héliothérapie, aussi

répétées et aussi longues que possible provoqueront une croissance rapide de l'épiderme venu des bords de la plaie et, de la sorte, pourront être évitées des séances de greffe cutanée. Ou bien ces greffes pourront être faites, et leur efficacité amplifiée par l'héliothérapie appliquée à leur surface. Cet effet de néoformation épidémique constitue un moyen thérapeutique, bon à connaître.

J'ai employé l'héliothérapie partielle pour 8 blessés, dont les plaies, très étendues, ne pouvaient que profiter d'une épidermisation rapide.

Dans 3 cas, un œdème considérable était une indication de plus d'employer ce moyen. Dans 5 autres cas, la peau seule devait en profiter.

J'ai traité ainsi :

3 plaies du pied, dont 2 sur le même sujet : l'une à droite, l'autre à gauche ;

1 plaie de la région de l'épaule par coup de feu (entré le 4 novembre 1914, cicatrisation le 27 novembre 1914) ;

1 plaie du bras gauche de 10 cm. 5 (entré le 4 novembre 1914, cicatrisation le 30 novembre 1914) ;

1 plaie de la cuisse (entré le 11 octobre 1914 et presque cicatrisée le 30 novembre 1914). Cette plaie était située, à l'entrée du blessé, au centre d'un érysipèle.

1 plaie du mollet ;

1 plaie du coude de 10 centimètres sur 6 ;

1 éraflure, longue et large de la joue (entré le 3 novembre 1914, cicatrisée le 17 novembre 1914).

Donner l'observation détaillée de ces 8 cas de traitement par l'héliothérapie, serait fastidieux.

2° Action sur les bourgeons charnus

L'héliothérapie partielle *vivifie les bourgeons charnus* des plaies, et les provoque dans les plaies atones.

Sept blessés ont été soumis à l'héliothérapie partielle pour améliorer la surface de leurs plaies très infectées.

Il s'agissait :

1° D'une plaie de la main labourée sur son bord cubital par une balle de fusil; entré le 16 octobre, venant de l'hôpital de Fontainebleau, guéri le 30 novembre après plusieurs longues expositions au soleil;

2° Une plaie de l'épaule droite, avec phlegmon gazeux, et débris de vêtements; entré le 10 novembre, guéri le 30 novembre;

3° Une petite plaie métatarsienne;

4° Une plaie du tendon d'Achille;

5° Une plaie sacrée, peu étendue;

6° Une fracture de la tête humérale gauche ouverte et œdématiée;

7° Une fracture de la tête humérale droite ouverte et œdématiée;

Ces sept cas ont permis de vérifier l'effet surprenant du soleil sur la vitalité des bourgeons charnus.

Il suffit de placer au soleil une plaie quelconque pour vérifier ce phénomène, sur lequel il n'y a pas lieu d'insister, et pour lequel la seule preuve est non une observation relatée, mais un essai personnel.

3° La disparition de l'œdème et de l'infection

La disparition de l'œdème est due principalement à cette action très particulière, peu connue, et non étudiée, des rayons ultra-violets, que constitue la *lymphorragie* au niveau des plaies.

Cette action est un facteur primordial de l'amélioration de toute plaie. Tant qu'il y a œdème, c'est-à-dire rétention de lymphe septique ou de pus, dans les mailles du tissu cellulaire, au voisinage et autour de la plaie, il y a douleur, résorption septique et élévation de température. *Or, l'héliothérapie fait suinter au niveau des plaies, en abondance, de la sérosité louche ou du pus, ou l'un et l'autre, suivant les cas.*

Le fait est tellement facile à observer, qu'il l'a été certainement par tous les héliothérapeutes ; mais il est très peu connu à l'heure actuelle, et n'occupe pas la première place, celle que je crois lui revenir, dans la description de l'action du soleil sur les plaies.

Une plaie, avec œdème, suinte au soleil au bout de quelques minutes, avec intensité, et ce phénomène n'a besoin d'aucun artifice pour se manifester. Les blessés doivent être munis, dans les premières séances, quand l'œdème est encore accentué, de compresses stériles, placées en un point déclive, au-dessous de la plaie, pour que les sécrétions de cette plaie, mise au soleil, ne souillent pas le linge des vêtements, ou du lit.

Il est bien évident qu'il ne s'agit pas ici de cet écoulement abondant de pus ou de sérosité qui peut se faire au moment de la levée d'un pansement, un peu occlusif, et dont l'ablation donne liberté à des liquides légèrement sous pression dans les cavités de la plaie, ni de l'écoulement qui survient par l'ablation de drains bouchés par les exsudats.

Il s'agit au contraire de plaies qui paraissaient vidées momentanément de leurs sécrétions, à l'ablation du pansement. Mettez cette plaie au soleil, et observez-la pendant une demi-heure, ou une heure ; vous verrez de petits filets de sérosité ou de pus s'en échapper successi-

vement, et sécher au soleil après avoir parcouru quelques
centimètres sur la peau voisine.

Ou encore : appuyez près des lèvres d'une plaie septique,
jusqu'à ce qu'elle n'émette plus rien. Laissez-là à l'ombre, pendant une demi-heure. Pressez de nouveau, vous
n'obtenez rien. Faites de même pour cette même plaie,
après l'avoir laissée une demi-heure au soleil, et vous
verrez sourdre des profondeurs de la plaie, une quantité
nouvelle et imprévue d'exsudats septiques que les rayons
solaires ont chassé hors des mailles du tissu cellulaire
infecté jusque dans la cavité de cette plaie, et de là, par
votre pression, à l'extérieur, entre les lèvres de la
plaie.

En un mot, l'héliothérapie agit comme un drain, plus
actif que nos drains de caoutchouc, ou que toute autre
substance, plus actif même que les ventouses de Bier,
qui attirent *ce qu'il y a dans la cavité de la plaie*, mais non
pas ce qu'il y a *autour de cette cavité*, dans les mailles
celluleuses.

Le meilleur drain, c'est le soleil.

L'effet le plus utile, le plus efficace de l'héliothérapie,
le drainage, entraîne toute la série des conséquences
heureuses de tout bon drainage. L'œdème diminue, et à
cause de cela, la résorption septique diminue, et la température s'abaisse, de même que le pouls. L'œdème diminue, et la cause principale de la douleur, qui est la présence sous pression des liquides septiques dans le tissu
cellulaire diminue également. Les sécrétions éliminées
par l'héliothérapie contribuent donc à la désinfection
matérielle des foyers, car drainer c'est désinfecter, quel
que soit l'agent du drainage.

Par quel mécanisme les rayons solaires provoquent-ils
cette lymphorragie septique?

Il est impossible d'émettre, même une hypothèse, à
l'heure actuelle. Cette lymphorragie est d'autant plus
mystérieuse que je l'ai observée, en dehors de l'héliothérapie, par l'emploi de l'air chaud par courant d'air lancé
sur un fil chauffé électriquement, sur les plaies. Quel
lien peut-il exister contre la lymphorragie que produit
l'air chaud, et celle que produit l'héliothérapie? Ce n'est
pas en temps de guerre que cette question peut être
résolue. Mais elle peut être étudiée par une observation
attentive, et la fréquence si grande de l'infection des plaies
de guerre, et l'intensité de cette infection, constituent une
indication, souvent répétée, d'employer les rayons actiniques.

J'ai employé ce moyen adjuvant, et sans préjudice des
moyens ordinaires dans seize cas d'infection, sérieux, avec
œdème considérable, et pronostic assez réservé.

On peut les classer en quatre catégories :

1° Plaies infectées avec *œdème étendu* sans autre lésion ;
2° Arthrites purulentes ;
3° Plaies avec fracture compliquée et œdème considérable ;
4° Plaie avec fracture, œdème et gangrène.

Ces blessés ont été l'objet d'observations suivies et
prises avec le plus grand soin possible[1]. Ils apparte-
naient tous à la première division de l'Hôpital temporaire
n° 5.

1. Je remercie le caporal Mulot, infimier-major; la comtesse André
d'Ideville et Mme Jacques Rater, infirmières bénévoles titulaires; la
comtesse Josson, Mme Odent, Mme Gabrielli, infirmières bénévoles
suppléantes ; miss Hawkins, « nurse » anglaise professionnelle;
M. Gaston Bouffé, M. l'abbé Jussiaume, infirmiers, pour m'avoir
aidé à réaliser l'héliothérapie partielle dans le service et à en
rédiger les observations.

Première série

Héliothérapie et infection avec œdème des parties molles

Cinq blessés ont été soumis à l'héliothérapie, principalement pour drainer leur œdème, et transformer leurs plaies septiques en plaies bourgeonnantes et en voie de réparation. Aucune fracture, aucune arthrite, n'existaient chez ces blessés. Mais la suppuration était abondante, mêlée de tissus sphacélés, ou de caillots sanguins infectés. Les plaies siégeaient :

1° A la cuisse et à la fesse gauches ;

2° Au niveau du thorax (empyème) ;

3° Au niveau du bras gauche ;

4° Au niveau du bras gauche ;

5° Au niveau de la jambe gauche.

Les voici, très résumées, mais complètes au point de vue héliothérapique.

OBSERVATION IX. — *Plaies de la cuisse et de la fesse gauches.*
(Par éclat d'obus.)

Le soldat D..., entré le 3 octobre, salle 14, présente une plaie par balle de fusil, entrée sur la face interne de la cuisse près du périnée et sortie au milieu de la région fessière ; le muscle grand fessier a pour ainsi dire éclaté, et les téguments qui le recouvrent également. Un trajet infecté relie la porte d'entrée et la porte de sortie du projectile.

Des débris de vêtement, des tissus sphacélés s'éliminent graduellement, et mélangés à du pus, d'odeur fétide.

Le blessé est mis sur le ventre, au soleil, aussi souvent qu'il brille, c'est-à-dire, tous les jours en octobre, et un jour sur deux, en moyenne en novembre.

L'élimination des tissus sphacélés, le bourgeonnement actif des plaies, leur épidermisation sur une surface grande environ comme une paume de main, tout cela se fit du 3 octobre au

15 novembre, en quarante-deux jours, et le blessé sortit le 20 novembre absolument guéri, sans fistule.

Que d'autres moyens, d'autres désinfectants aient été capables d'obtenir un résultat analogue, je ne le nie pas. Mais ils n'*auraient pas pu faire mieux*, car les progrès de la plaie, de jour en jour, étaient pour ainsi dire visibles à l'œil nu. Le cas est un exemple de l'action des rayons actiniques sur les vastes plaies bien ouvertes, pour en faire tomber l'œdème et la lymphangite, et pour les épidermiser ensuite.

OBSERVATION X. — *Pyopneumothorax par fracture de côte et déchirure de la plèvre gauche.*

(Par balle de fusil.)

Un autre blessé, du Nᵉ régiment d'infanterie, fut atteint le 8 septembre 1914 par une balle de fusil.

Elle entra au niveau de la cinquième côte gauche qu'elle brisa, sur la ligne mamelonaire, et fila ensuite dans la gaine du muscle grand droit, parallèlement à sa direction, pour ressortir un peu au-dessous de l'ombilic.

Cette plaie en séton aurait été bénigne, sans une fracture de la cinquième côte, qui *perfora la plèvre*, produisit un hémothorax, qui devint un pyopneumothorax, que je traitai par une résection de côte et le drainage de la plèvre le 8 septembre 1914.

L'héliothérapie fut employée sur tout le thorax du 15 septembre au 21 novembre, et dès les premières séances, l'écoulement pleural se fit avec une surabondance remarquable, suivie d'une diminution rapide et d'une guérison totale.

C'est la concordance de l'emploi de l'héliothérapie et de l'amélioration de l'état local et de l'état général qui fait l'intérêt de cette observation, car l'œdème péripleural très réel, échappe à la vue dans l'empyème, et n'est pas possible à évaluer cliniquement. Le critérium habituel de l'action de l'héliothérapie manque donc, en ce cas, mais son efficacité est la même et se traduit par l'amélioration générale.

Observation XI. — *Plaie en séton du coude gauche.*
(Par balle de fusil.)

Le soldat F..., du N° régiment d'infanterie, est entré le 15 novembre à l'hôpital temporaire n° 5, salle 2, lit 10.

Il porte au niveau du coude, dans la région olécranienne, une plaie en séton, avec 2 centimètres entre les deux orifices, et une ostéite suppurée de l'olécrane. Un *œdème considérable,* une température de 39° font redouter une longue suppuration et une propagation à l'articulation du coude.

L'héliothérapie est instituée dès l'entrée du blessé. La plaie est touchée à l'iode au 1/10° une fois par jour superficiellement, sans pénétrer dans le trajet, ni atteindre le fond de la plaie. Le 20 novembre, l'héliothérapie a rendu au blessé un signalé service. Au lieu d'un coude rouge, gonflé, douloureux, et une température de 39°, les dernières séances de soleil ont donné en deux jours, un coude dégonflé, dont les mouvements sont possibles sans douleur dans une limite de 20° environ, et une température basse le matin et en décroissance le soir. Le suintement pendant les séances a été considérable et a continué dans le pansement.

Héliothérapie : 17, 18 novembre, 2 heures ; 19 novembre, 1 heure ; 20 novembre, 5 heures ; 21 novembre, 2 heures ; 23 et 25 novembre, 1 heure.

27 novembre. — Trois jours sans soleil ont permis à la température de remonter à 39°4 le soir, et à 38°8 le matin. Aujourd'hui reprise du soleil.

29 novembre — La température est revenue à la normale de façon définitive. L'œdème a disparu. Le suintement de la plaie est purement séreux et insignifiant.

Observation XII. — *Plaie en séton du bras gauche.*
(Par balle de fusil.)

Le blessé S..., du N° régiment d'infanterie, a été atteint au bras gauche par un éclat d'obus, qui a traversé, en séton. Il a pénétré au niveau du paquet vasculo-nerveux, à la face interne, pour ressortir au dehors, au niveau de l'insertion du deltoïde sur l'humérus.

Blessé le 11 octobre 1914, il est entré le 14 octobre 1914 à l'hôpital temporaire n° 5, salle 16, lit 8.

L'héliothérapie fut mise en œuvre de suite, en même temps que l'iode assurait l'asepsie des portes d'entrée et de sortie du projectile, et que 10 centimètres cubes de sérum antitétanique étaient injectés suivant l'usage.

23 *octobre.* — La plaie interne donne issue à des tissus sphacélés abondants; il en est de même le lendemain. Des caillots sanguins sont éliminés en même temps que du pus. L'œdème a diminué considérablement.

24 *octobre.* — La plaie du bord postérieur du bras commence à bourgeonner.

25 *octobre.* — Le blessé peut faire une séance d'héliothérapie très complète dans la cour. Insolation des deux plaies et du torse. Cette séance impressionne très favorablement les plaies et l'œdème.

27 *octobre.* — Héliothérapie dès dix heures du matin.

31 *octobre.* — Plaies en bonne voie de cicatrisation.

11 *novembre.* — L'état général est transformé; le malade a engraissé et est méconnaissable.

OBSERVATION XIII.

R. C..., du N° chasseurs à pied, blessé le 29 août. Entré le 1er septembre 1914, à l'Hôpital temporaire n° 5.

Atteint par un gros éclat d'obus au niveau de la face antérieure de la jambe gauche, il présente une perte de substance considérable qui intéresse les muscles: jambier antérieur, fléchisseur propre, et fléchisseur commun des orteils. Cette plaie mesure 25 centimètres de hauteur et 10 centimètres de largeur. Un œdème considérable lui forme un pourtour boursoufflé; la surface en est noire à cause du sphacèle superficiel et des débris qui l'encombrent.

Cette plaie est touchée à l'iode et reste à peu près stationnaire jusqu'au 15 septembre. L'œdème n'augmente ni ne diminue.

Il n'y a ni fracture, ni vaisseaux importants de lésés, mais une lymphe septique infiltre tous les tissus de la face antéro-externe de la jambe.

Le 15 septembre, l'héliothérapie est mise en œuvre pour la première fois; aussitôt, l'œdème diminue, grâce au suintement

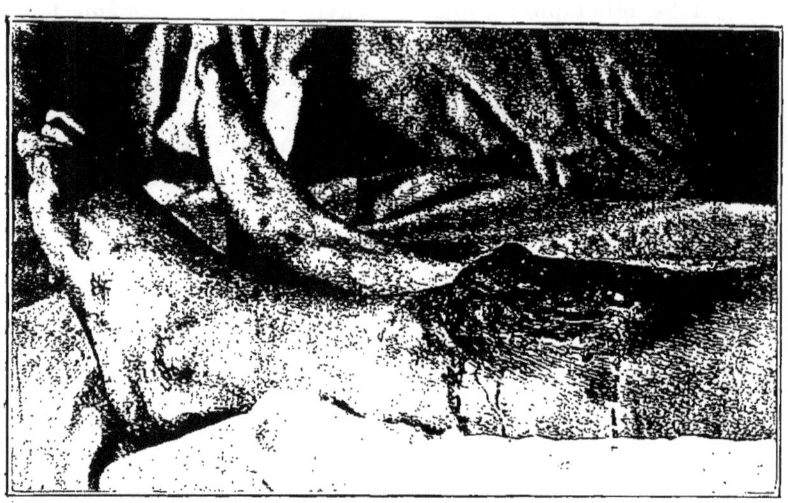

Fig. 9. — Aspect de la plaie de l'observation XIII quelques jours après l'entrée du blessé à l'hôpital. On remarque les rides de la peau résultant de la chute de l'œdème sous l'influence de l'héliothérapie partielle. L'œdème est encore considérable dans la partie inférieure de la plaie.

intense qui perle à la surface de cette plaie. Les granulations rouges deviennent vivaces et l'amélioration est évidente.

La photographie (fig. n° 9) représente la plaie après quinze jours d'héliothérapie.

On y voit les rides de la peau qui témoignent de l'affaissement de l'œdème. Ces rides cutanées se forment quelquefois au cours d'une seule séance d'héliothérapie, et sont pour ainsi dire la signature de son efficacité.

La figure suivante n° 10 montre la même jambe, à la même échelle à la date du 10 octobre; la cicatrisation totale est obtenue le 24 octobre.

A partir de ce moment, le blessé commence les exercices de

marche, nécessaires au retour du fonctionnement normal d'une jambe, dont les muscles antéro-externes sont excessivement compromis par la perte de substance, contemporaine de la blessure.

Ce blessé est un de ceux qui réclamait le plus énergiquement

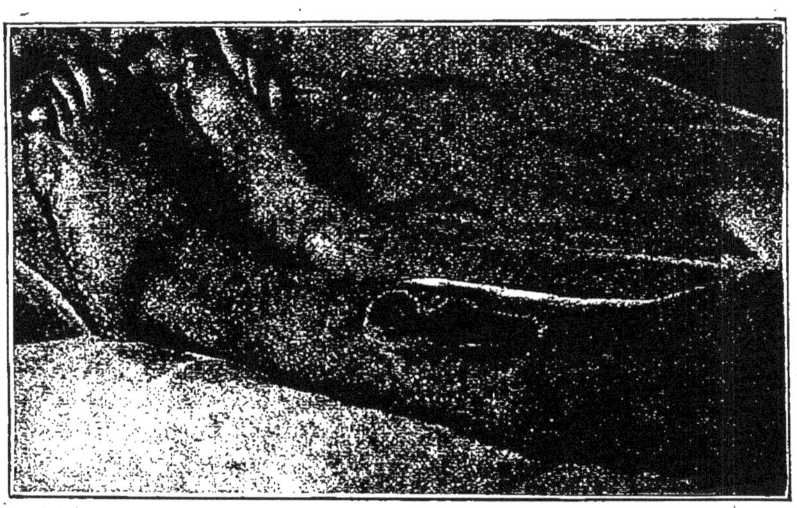

Fig. 10. — Aspect de la plaie, vingt-cinq jours plus tard. L'œdème a complètement disparu. L'épidermisation est en progrès. L'échelle est la même pour cette figure et pour la figure 9.

sa mise au soleil, et qui déplorait les jours nuageux, perdus pour sa cicatrisation.

Deuxième série

Héliothérapie partielle et arthrites aiguës du coude et du genou.

Les cinq cas précédents étaient simples, et l'héliothérapie a surtout *évité les complications, accéléré le drainage,* et *atténué rapidement la douleur.*

Les observations suivantes, au nombre de trois, ont

trait à des *arthrites aiguës* du coude et du genou. Il y a là une indication formelle de l'héliothérapie partielle, puisque le drainage des articulations est un problème encore

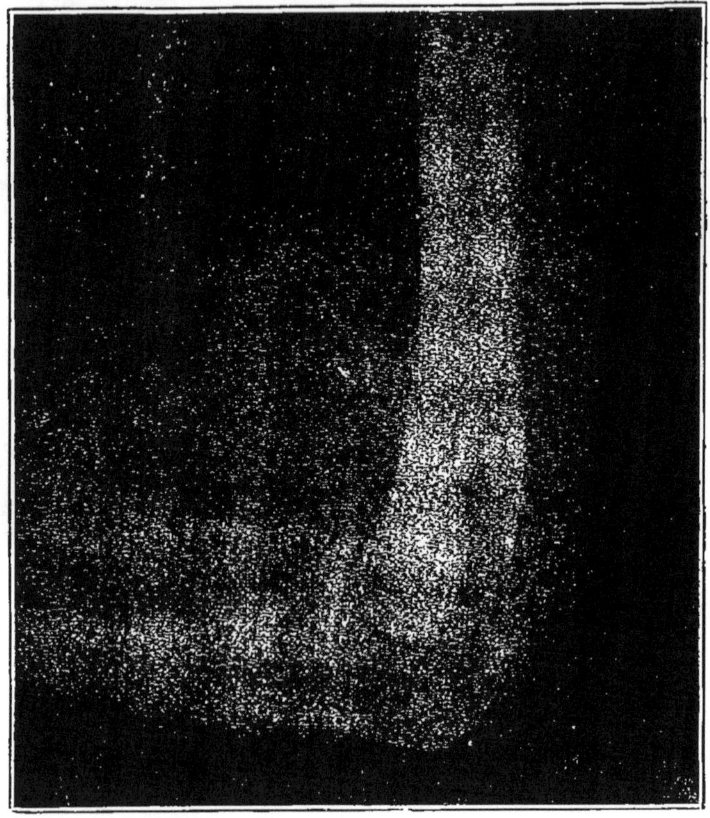

Fig. 11. — Radiographie de profil du coude de l'observation XIV. L'olécrane, traversé par une balle, est érodé par la suppuration. L'humérus également traversé présente un ostéome sur sa face antérieure.

mal résolu ; les arthrites purulentes sont des affections qui, malgré beaucoup d'efforts persévérants de la part du chirurgien, donnent généralement des résultats assez médiocres au point de vue fonctionnel définitif.

L'héliothérapie ne transforme pas ce pronostic et ne le rend pas sensiblement meilleur, mais elle empêche le pire ; elle permet, je crois, d'obtenir les résultats mé-

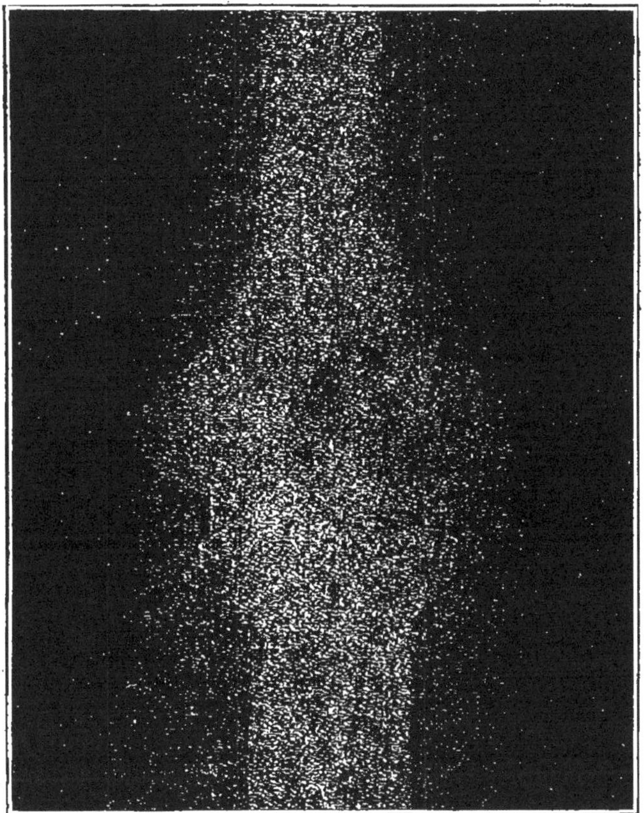

Fig. 12. — Radiographie de face du coude de l'observation XIV. On constate la prédominance des lésions dans la région épicondylienne.

diocres en série, et d'éviter les résultats franchement mauvais, trop souvent observés.

Un coude et deux genoux ont été soumis à l'action des rayons actiniques pendant ces trois premiers mois de chirurgie à l'Hôpital temporaire n° 5.

Observation XIV. — *Plaie pénétrante de l'articulation du coude avec perforation de l'olécrane et de l'épiphyse humérale. Arthrite suppurée du coude. Héliothérapie.*

M. C. B..., blessé le 28 août, arrivé à l'Hôpital temporaire n° 5, le 1er septembre 1914, présente une lésion transarticulaire du coude droit.

La balle a pénétré au niveau de la base de l'olécrane, a traversé l'articulation pour sortir à travers l'épicondyle qu'elle a séparé de l'extrémité inférieure de l'humérus. Ce trajet complexe est infecté ; de l'œdème occupe toute la région du coude et remonte vers le bras. La porte de sortie de la balle se voit sur la face antérieure de l'épicondyle, au-dessus de l'interligne articulaire. Un drain est insinué à travers cet orifice cutané, et le blessé est soigné *uniquement par l'héliothérapie,* mise en œuvre aussi fréquemment que possible.

Le suintement à travers la plaie se fait pendant les séances avec une abondance remarquée par le blessé lui-même. Il faut du reste supprimer le drain pendant les séances, pour favoriser cet écoulement de pus et de lymphe septique.

Le blessé ne donne pas un seul jour d'inquiétude. La cicatrisation complète de la fistule se fait le 15 novembre, mais depuis le 24 octobre, la suppuration est très atténuée.

20 novembre. — Guérison avec une ankylose à angle droit très serrée, et ne permettant de mouvements actifs, que dans une étendue de 4 à 5°.

La radiographie (fig. 11 et fig. 12) montre la destruction du bec de l'olécrane, les altérations de l'épicondyle et de l'extrémité inférieure de l'humérus, par la suppuration.

En résumé, cette arthrite purulente du coude a évolué très simplement et avec un minimum de douleurs, sans appareil plâtré, en deux mois et demi, sans aucun autre traitement que l'héliothérapie. Aucun traitement n'aurait donné un meilleur résultat dans ce cas complexe. Le blessé, maçon dans le civil, a besoin d'un bras solide et non d'un membre ballant de résection du coude,

OBSERVATION XV. — *Plaie du genou par fragment d'obus encastré dans le bord interne de la rotule. Arthrite purulente. Arthrotomie à la néocaïne. Héliothérapie.*

P..., blessé le 8 septembre 1914, entré à l'Hôpital temporaire n° 26, le 11 septembre, évacué aussitôt sur l'Hôpital temporaire n° 5, où il est opéré le jour même.

Arthrotomie à la néocaïne : deux incisions sont faites sur chaque bord de la rotule. L'incision interne permet d'extraire le projectile, constitué par un fragment d'obus (fig. n° 13).

Le suintement purulent, l'œdème de ce genou sont considérables. Le drainage, sous-rotulien, et para-rotulien, donne du pus à profusion.

15 *septembre*. — Début de l'héliothérapie, continuée sans interruption.

6 *octobre*. — On constate la cicatrisation des foyers articulaires avec persistance d'un suintement citrin péri-articulaire, provenant d'un foyer extra-articulaire, drainé en même temps que le genou, dès le début.

15 *novembre*. — Cicatrisation des plaies avec *ankylose complète* du genou.

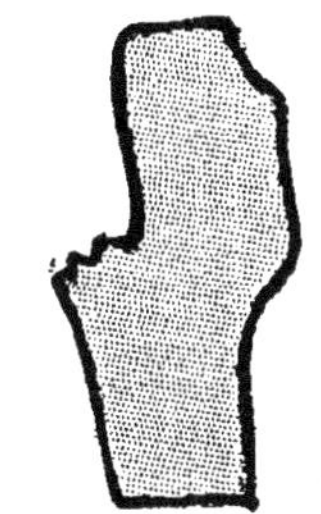

FIG. 13. — Décalque, grandeur nature, de la silhouette du fragment d'obus, extrait par arthrotomie à la néocaïne, du genou, de l'observation XV.

OBSERVATION XVI. — *Plaie du genou par fragment d'obus encastré dans le bord externe de la rotule. Arthrite purulente. Arthrotomie. Contre-incision secondaire péri-articulaire. Héliothérapie.*

H..., du N° régiment d'artillerie, blessé le 6 octobre 1914, est entré le 10 octobre à l'hôpital temporaire n° 5.

Il existe un épanchement dans le genou, avec température allant jusqu'à 39° tous les soirs. La plaie siège sur le bord externe de la rotule. La radioscopie montre un corps étranger intra-articulaire.

20 octobre. — Arthrotomie sous chloroforme. Extraction du projectile (fig. n° 14). Le genou renferme du liquide séreux avec flocons fibrineux abondants. Mise en place d'un seul drain qui passe par le bord interne de la rotule.

24 octobre. — L'héliothérapie est employée, le genou suppure et la température reste aux environs de 38°.

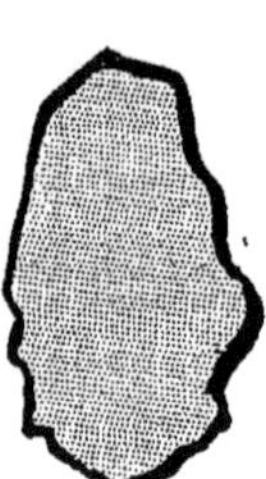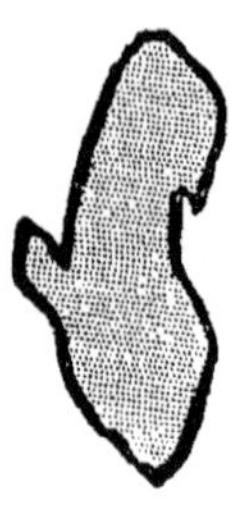

Fig. 14. — Décalque, de face et de profil, de la silhouette du fragment d'obus, extrait par arthrotomie, du genou de l'observation XV.

Au début de novembre, l'héliothérapie a dû être interrompue faute de soleil. L'œdème du genou a augmenté; le drainage qui était suffisant lorsque l'héliothérapie y contribuait, est devenu insuffisant depuis qu'elle a cessé.

11 novembre. — Ouverture d'un foyer périarticulaire sur la face interne du genou. Pas d'héliothérapie d'une façon suivie jusqu'au 27 novembre. Nécessité, à cette date, d'une contre-ouverture pour évacuer complètement le foyer périarticulaire précédemment ouvert. Cette observation établit un contraste instructif entre sa première période avec une évolution favorable sous l'influence de l'héliothérapie et sa deuxième période, d'incision et de contre-incision laborieuses, en l'absence du traitement par le soleil[1].

Troisième série

Héliothérapie partielle et fractures ouvertes et infectées avec esquilles.

Ces huit observations comprennent celles des blessés qui ont le plus largement profité des rayons actiniques

---

1. Ce blessé est guéri avec conservation des mouvements articulaires, depuis la rédaction de ces lignes.

comme moyen de drainage de leurs plaies, et de disparition rapide de l'œdème et de la douleur.

Elles ne contiennent que le résumé de ce qui est indispensable à l'intelligence du point de vue héliothérapique.

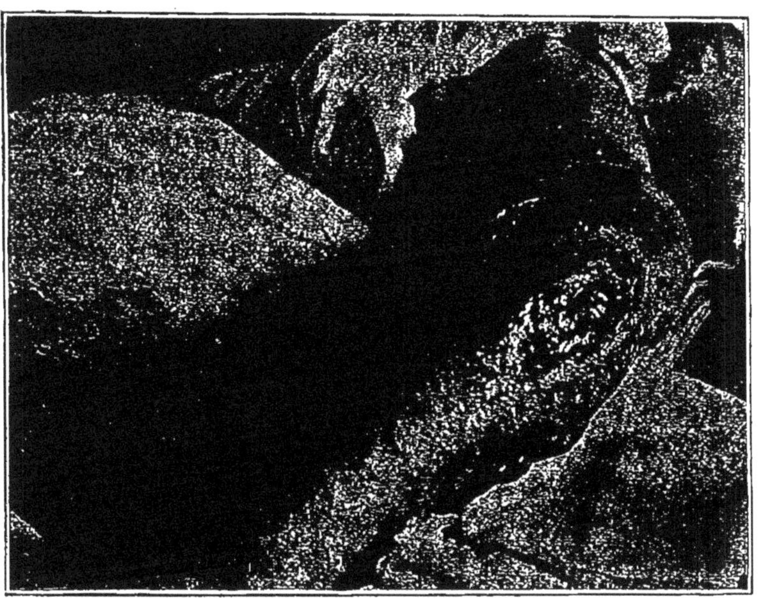

Fig. 15. — Vue des incisions faites à Beauvais sur l'avant-bras du blessé de l'observation XVII.

Les autres questions pathologiques qu'elles soulèvent, seront traitées ailleurs.

Observation XVII. — *Fracture du cubitus dans son tiers supérieur. Phlegmon de l'avant-bras. Œdème considérable de tout le membre supérieur.*

D..., du N° d'infanterie, blessé le 24 août 1914, à une heure et demie de l'après-midi, à Namur.

Le troisième jour après la blessure, à Beauvais, un médecin auxiliaire a extrait de la plaie une balle d'obus; le lendemain, quatrième jour, le blessé fut examiné par le médecin-chef de la formation sanitaire, qui décida de faire, sous anesthésie générale, trois incisions à cause de l'œdème. Trois jours plus tard, le blessé fut évacué à l'Hôpital temporaire n° 5, à E..., où il arriva le 1er septembre 1914.

Le membre supérieur présentait l'aspect indiqué à la figure n° 15; des esquilles osseuses étaient apparentes dans le foyer principal et furent enlevées à la pince, au lit du blessé, sans anesthésie. L'héliothérapie fut employée comme seul traitement, en même temps que la teinture d'iode à chaque pansement.

Voici le tableau des dates et la durée de l'héliothérapie mise en pratique, pendant les seize premiers jours :

Dates	Heures de soleil
1er septembre 1914	30 minutes
2 —	1 heure
3 —	1 —
4 —	1 —
5 —	1 —
6 —	1 —
7 —	1 —
8 —	2 —
9 —	1 —
10 —	o heure
11 —	o —
12 —	3 —
13 —	1 —
14 —	o —
15 —	1 —
16 —	2 —

Dès le début, un suintement considérable s'établit pendant l'héliothérapie au niveau des différentes incisions. Ce membre énorme, qui pouvait faire craindre des fusées purulentes, une lymphangite, ou la septicémie, n'a pas un seul jour cessé de diminuer de volume. L'œdème disparu, les mouvements redevinrent possibles.

Le 24 octobre 1914, toutes les incisions étaient cicatrisées, sauf l'incision principale, qui présentait à son centre l'orifice d'une fistule dirigée vers le foyer de la fracture. Cette fistule se ferma quelques jours plus tard, après avoir éliminé un dernier petit fragment osseux.

Sortie du blessé le 1er novembre.

La simplicité d'évolution de cette fracture ouverte, esquilleuse, extrêmement infectée, a été incontestablement le résultat de la mise en pratique de l'héliothérapie. La guérison serait peut-être survenue par le seul emploi des antiseptiques, mais l'amélioration quotidienne produite par l'insolation, empêche de croire que le résultat, sans cette insolation, eût été le même.

OBSERVATION XVIII. — *Plaie par balle de fusil entrée sur le bord radial au voisinage du coude droit, sortie sur la face postérieure du cubitus à la base de l'olécrane. Fracture de cet olécrane avec perte de substance osseuse sur une hauteur de 1 centimètre. OEdème de l'avant-bras et du bras, par infection.*

B..., adjudant au Nᵉ d'infanterie, blessé le 8 octobre 1914, entré le 11 octobre 1914 à l'Hôpital temporaire n° 5.

La plaie du bord radial est aseptique et se cicatrise vite. La plaie cubitale présente une cavité comme une noix, comblée par un caillot paraissant provenir du suintement sanguin de l'os.

La teinture d'iode est employée sur cette plaie, ainsi que *l'héliothérapie*. Sous son influence, la cicatrisation fait des progrès extrêmement rapides; aucun appareil n'est mis en place; l'intégrité du radius maintient écartés les fragments du cubitus. L'œdème disparaît totalement le huitième jour. A partir de ce moment, la lésion consiste en une fistule cutanée avoisinant le foyer de la fracture cubitale. Celle-ci se comble graduellement.

Fin novembre, la fistule est presque disparue; elle ne donne plus qu'une gouttelette de sérosité.

Les mouvements du coude sont libres.

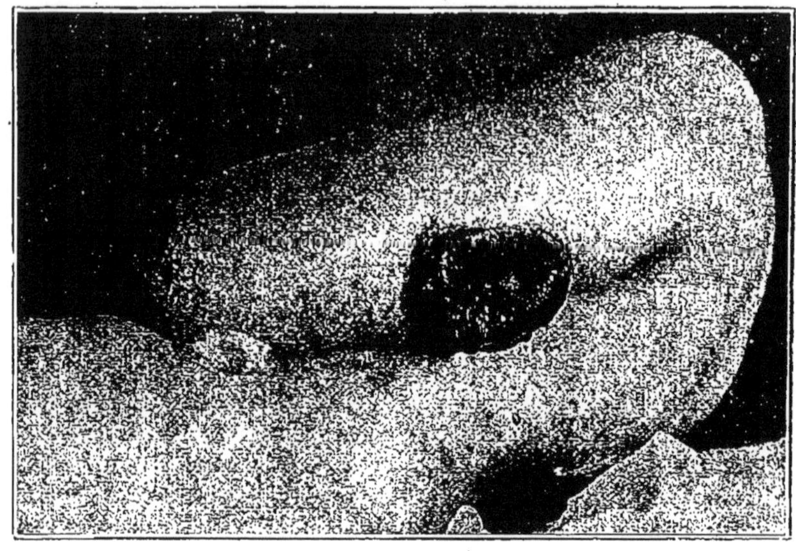

Fig. 16. — Vue de la plaie postérieure de la fracture comminutive de l'humérus de l'observation XIX. On voit, sur le cliché, le reflet des gouttelettes
de sérosité, drainées par l'héliothérapie. L'épaule est à la droite du lecteur.
L'œdème du bras est considérable et lui donne presque le volume d'une cuisse.

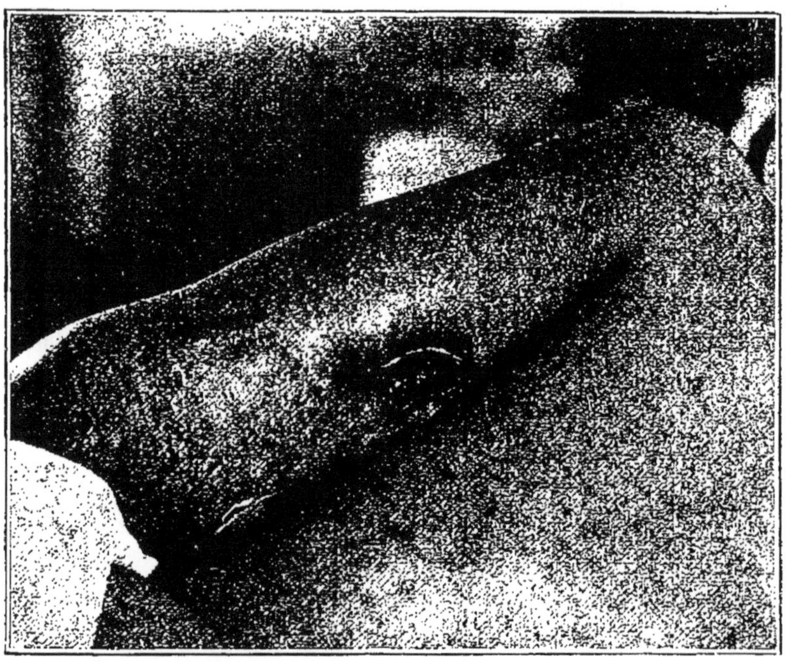

Fig. 17. — La même plaie un mois après; l'héliothérapie a fait disparaître
l'œdème de la partie supérieure du bras.

OBSERVATION XIX. — *Fracture de l'humérus gauche au tiers moyen. Esquilles nombreuses. Plaie par balle, entrée à la face interne, sortie par une brèche considérable de la face postérieure du bras. Suppuration abondante. Héliothérapie.*

D..., soldat au N° régiment d'infanterie, est entré le 1er septembre 1914 à l'hôpital temporaire n° 5.

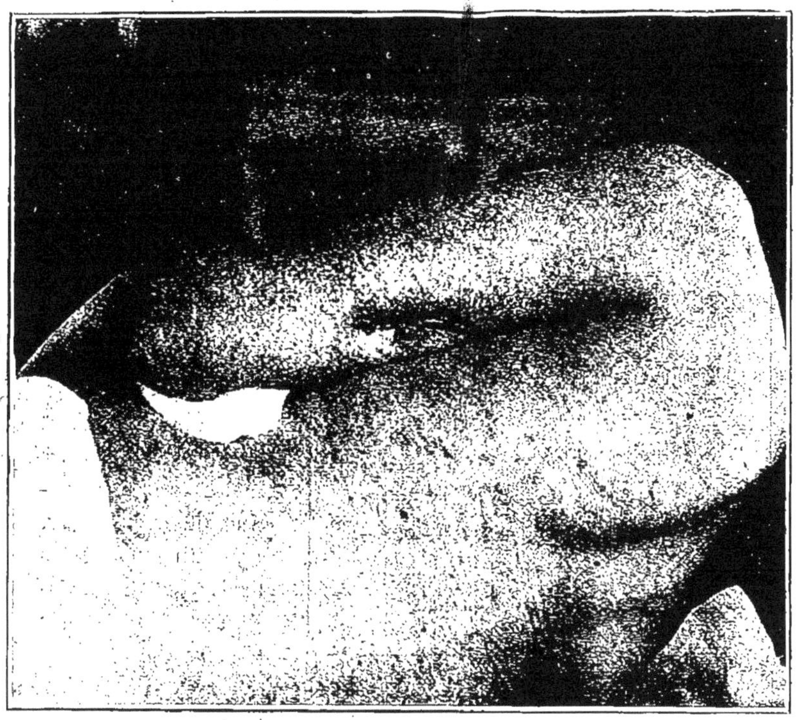

FIG. 18. — Vue postérieure du bras de l'observation XIX, à l'état de guérison définitive. Disparition totale de l'œdème, deux mois après le début de l'héliothérapie cicatrisation de la brèche. Consolidation de l'os humérus.

Il présente une *fracture comminutive de l'humérus*, avec nombreuses esquilles libres et dénudées, *perte de substance importante* aux dépens du triceps brachial, et *suppuration profuse de sa plaie* de la face postérieure du bras.

L'*œdème* est considérable; on peut s'en faire une idée par la figure 16, quoique cette photographie ait été faite à une date où la réparation était déjà avancée, et l'œdème très diminué. La teinture d'iode fut employée quotidiennement pour la désinfection de ce foyer considérable. Ce sont les expositions aux rayons du soleil, faites pour ce blessé avec le plus grand soin et la plus grande persévérance, qui amenèrent la fonte de l'œdème par un ruissellement de lymphe septique et de pus, vraiment remarquable. Un mois après le début de l'héliothérapie, l'œdème avait diminué de moitié (fig. 17); un mois plus tard, la cicatrisation était complète (fig. 18).

Ce blessé avait, après l'élimination de ses esquilles, une perte de substance osseuse de plusieurs centimètres. Son bras était *ballant* un mois après la blessure, et cependant,

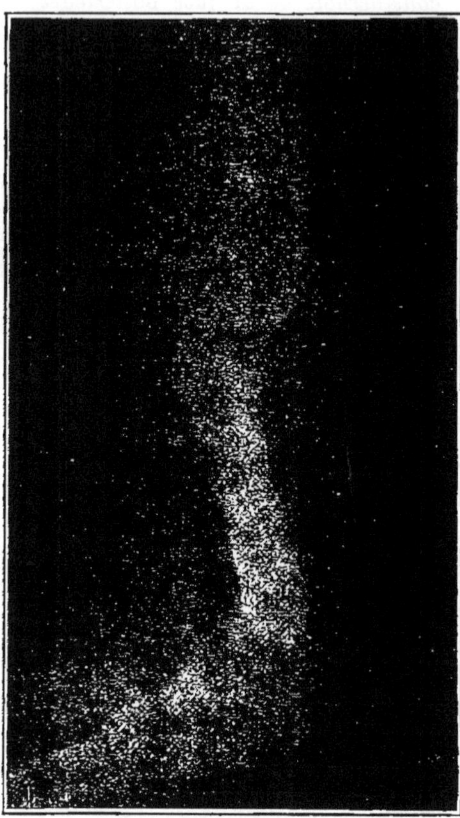

Fig. 19. — Radiographie du cal de la fracture comminutive de l'humérus de l'observation XIX.
En bas : le radius, le cubitus et le coude, etc.
Au-dessus : le fragment inférieur de la fracture humérale, incliné en avant.
En haut : l'os formé aux dépens des esquilles et de débris de périoste, du foyer de la fracture, dont la plaie est représentée figure 16.

sans aucun appareil plâtré, rien que par l'héliothérapie, il y eut une reconstitution osseuse, grâce évidemment aux débris de périoste demeurés sur les parois de la vaste brèche, sur une longueur difficile à évaluer en centimètres, mais que la radiographie montre parfaitement (fig. 19).

Il est certain que cette observation est une des plus probantes de l'efficacité de l'héliothérapie dans les grandes fractures comminutives et septiques.

OBSERVATION XX. — *Fracture comminutive de l'extrémité inférieure de l'humérus droit. Pénétration de la diaphyse humérale entre l'épicondyle et l'épitrochlée. Pas de suppuration.*

(Plaie par balle de fusil.)

M. C..., du N° d'infanterie; blessé le 7 octobre 1914; entré le 10 octobre.

Point d'entrée au niveau de l'épicondyle, sortie au niveau de

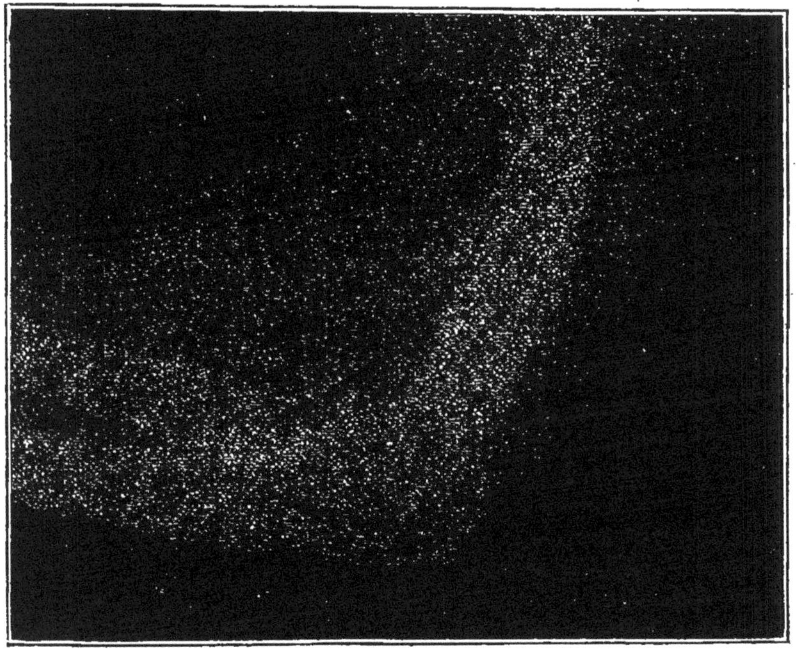

Fig. 20. — Radiographie de profil du coude de l'observation XX. Pénétration de la diaphyse humérale entre l'épicondyle et l'épitrochlée. Un petit ostéome antérieur est visible. Il était cliniquement inappréciable.

l'épitrochlée. Le projectile s'est dirigé en dedans, un peu en haut et légèrement en arrière (fig. 20 et 21). Héliothérapie dès les premiers jours.

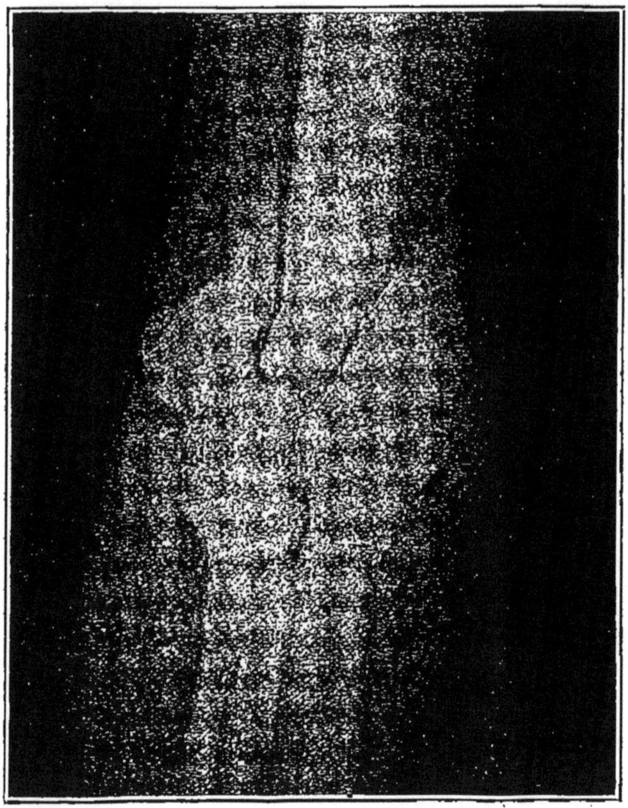

Fig. 21. — Radiographie de face de la fracture épiphysaire humérale de l'observation XX. En bas : le radius et le cubitus. En haut : la diaphyse humérale qui a pénétré de plusieurs centimètres entre l'épicondyle et l'épitrochlée.

Le 31 *octobre*. — Vingt et unième jour après la fracture ; le gonflement a presque disparu ; la douleur également.

11 *novembre*. — Consolidation obtenue avec un certain degré d'impotence fonctionnelle. Le massage intervient.

Le 17 *novembre*. — L'extension se fait jusqu'à 120° et la flexion jusqu'à 35°.

27 *novembre*. — [Au départ du blessé, l'extension totale et la flexion totale sont presque normales, et on est au quarante-septième jour seulement de cette fracture. Dans l'avenir, le blessé récupérera certainement ses fonctions complètes.

Aucun appareil n'a été placé à aucun moment; l'héliothérapie seule a été mise en œuvre dans ce cas.

OBSERVATION XXI. — *[Fracture de l'humérus gauche au quart inférieur et trois quarts supérieur. Plaie par balle de shrapnell. Face externe du bras à 10 centimètres au-dessus du pli du coude. Pas d'orifice de sortie.]*

V..., blessé le 16 septembre; entré le 19 septembre 1914 à l'hôpital temporaire n° 5. Suppuration profuse. Contre-incision à 6 centimètres au-dessous de l'entrée du projectile; autre incision au niveau de l'épicondyle. Persistance d'un écoulement très abondant de pus, véritablement intarissable.

Intervention le 9 octobre, autant pour débrider les collections et réduire la fracture, que pour extraire le projectile, si possible. Mise en place d'une gouttière plâtrée. Continuation de la suppuration. *Œdème considérable de l'avant-bras et du bras.*

A ce moment seulement, mise en œuvre de *l'héliothérapie, en séances répétées*, méthodiques, et prolongées. Suintement intense par les orifices de drainage et diminution proportionnée de l'œdème. La douleur est atténuée en proportion de la diminution de l'œdème.

Ce blessé croit avoir remarqué que la *diminution de la douleur persiste pendant quarante-huit heures* et que, si la séance suivante n'a lieu que le troisième ou le quatrième jour, le troisième jour est marqué par un retour de la douleur et de l'œdème.

La courbe de température de ce blessé est une de celles qui ont montré nettement un lien entre l'héliothérapie et la désinfection des plaies, par les rayons ultra-violets.

15 *novembre*. — Massage du coude et de l'avant-bras.

29 novembre. — Une dernière incision est faite sur la face interne du bras, non pas pour tarir un nouveau foyer, mais parce que la diminution considérable de l'œdème et le retour du bras au volume normal, a permis de se rendre compte de l'utilité de cette incision interne, pour rendre le drainage plus direct, et le trajet suivi par le pus, moins sinueux. Cette incision interne secondaire n'est du reste que de 2 centimètres de longueur et n'est citée que pour mémoire.

30 novembre. — Les mouvements du coude existent, mais sont très limités.

OBSERVATION XXII. — *Fracture de la diaphyse humérale. Plaie par balle en séton, avec entrée externe et sortie interne, et trajet intra-osseux. Héliothérapie.*

C. L..., du N⁰ régiment d'infanterie; blessé le 16 septembre 1914; entré le 19 septembre 1914 à l'Hôpital temporaire n° 5, salle 16, lit 9.

Constatation d'un vaste hématome du bras et de l'avant-bras et suintement sanguin par les plaies du bras. Sérosité abondante par la plaie externe. Œdème considérable du bras.

Héliothérapie. Aucun appareil de fracture.

28 septembre. — Continuation du suintement, mais disparition totale de l'œdème.

19 octobre. — La plaie de la face interne du bras est cicatrisée. Celle de la face externe est presque cicatrisée. Une pression forte sur ses lèvres amène une gouttelette de pus.

28 octobre. — Exéat du blessé, avec un fonctionnement parfait du bras (fig. 22).

OBSERVATION XXIII. — *Fracture comminutive de la tête de l'humérus gauche par balle de fusil, entrée dans l'espace delto-pectoral, et sortie au niveau de la paroi postérieure de l'aisselle en dehors de l'omoplate. Héliothérapie.*

D..., soldat au N⁰ régiment d'infanterie; blessé le 11 octobre 1914; entré le 14 octobre à l'hôpital temporaire n° 5, salle 16, lit 12; 10 centimètres cubes de sérum antitétanique.

Par la plaie postérieure, s'éliminent des tissus sphacélés. Une
sérosité abondante·traverse le pansement et le matelas. La plaie
postérieure a des dimensions d'environ 6 centimètres de dia-

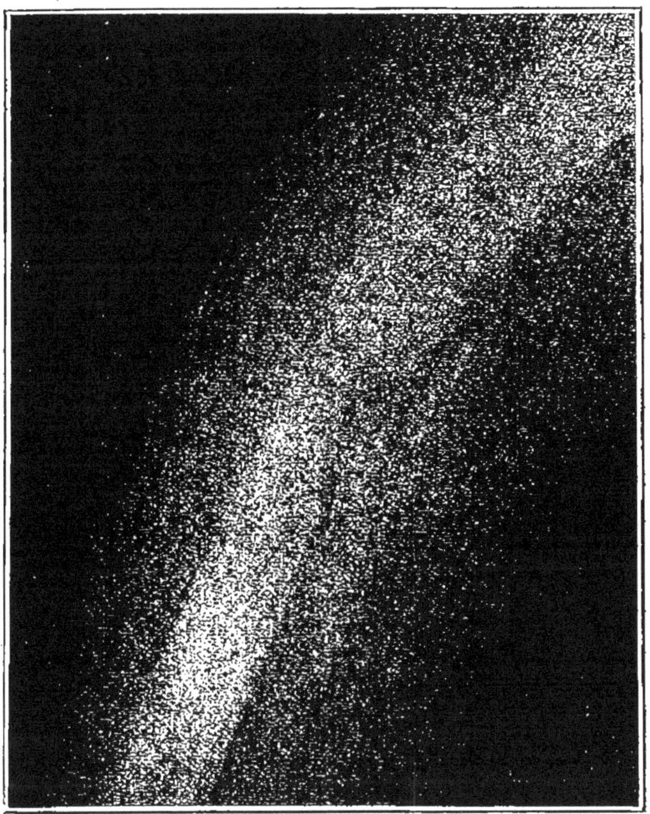

Fig. 22. — Radiographie d'une fracture humérale, traitée
uniquement par l'héliothérapie.

mètre. La fracture de l'extrémité supérieure de l'humérus est
manifeste; un fragment osseux pointu soulève la peau au
niveau de la face externe du deltoïde.

Une attelle métallique est pliée en forme de triangle et placée
entre le thorax et le bras, pour maintenir le fragment inférieur
en abduction, puis, les séances d'héliothérapie sont faites aussi
fréquentes et aussi longues que possible.

15 *novembre*. — La plaie postérieure est déjà comblée et pansée à plat; la plaie antérieure donne passage à un drain, gros comme un crayon, par lequel se vide le pus provenant des esquilles infectées de la fracture.

Le trentième jour, la consolidation de la fracture est obtenue et l'on commence le massage. La plaie postérieure est cicatrisée; la plaie antérieure possède encore un drain de 6 centimètres qui donne du pus. L'extraction du séquestre qui entretient ce pus sera faite incessamment [1].

Ce blessé, entré au milieu d'octobre, à une date où notre confiance en l'héliothérapie était déjà très grande, est un de ceux pour lesquels ce procédé a été employé le plus méthodiquement et qui en a tiré le plus large bénéfice.

Ce cas nous montre que l'héliothérapie ne dispense pas d'extraire les séquestres; elle a pour résultat, comme il a été dit plus haut, de drainer et de supprimer l'œdème; elle n'a pas celui de désinfecter les foyers des séquestres, ni de tarir les fistules avant la fonte purulente totale de ces séquestres.

OBSERVATION XXIV. — *Fracture de cuisse, 3 centimètres au-dessus du genou droit, par volumineux éclat d'obus entré par la face antérieure et descendu se loger à travers le creux poplité à la face postérieure de la jambe. Infection gazeuse à foyers multiples.*

B..., blessé le 11 octobre; entré le 14 octobre 1914 à l'Hôpital temporaire n° 5.

A son arrivée, la plaie antérieure est débridée; un drain est introduit sous la face antérieure de la cuisse. L'héliothérapie est instituée de suite et provoque un suintement extrêmement abondant par la plaie primitivement agrandie.

La fracture est immobilisée dans une gouttière de Bonnet en fil de fer. L'œdème diminue de jour en jour. La vie du blessé n'est pas un seul instant menacée. Quinze jours après l'entrée du blessé, il est endormi au chloroforme; des pinces sont introduites par la plaie principale au-dessus du genou pour explorer les trajets infectés; un débridement latéral externe de la cuisse,

1. L'extraction a été faite depuis la rédaction de ces lignes. Le blessé est guéri avec impotence deltoïdienne.

un autre débridement latéral interne de la jambe, sont exécutés.

Le débridement latéral interne de la jambe conduit dans un foyer plein de caillots sanguins, preuve manifeste d'une rupture vasculaire, dont on recherche l'origine. On la trouve au niveau de l'*artère tibiale postérieure, coupée très haut,* près de son origine, par le fragment d'obus qui, par le creux poplité, était venu de la face antérieure de la cuisse, à travers l'extrémité inférieure du fémur.

L'état sphacélique des tissus avoisinant l'artère oblige à laisser sur la plaie vasculaire deux pinces à demeure efficaces. Elles sont retirées deux jours et demi plus tard et remplacées par un drain.

En résumé, la plaie antérieure de la cuisse, au-dessus du genou est le point de départ; d'un long drain de 20 centimètres, remontant le long de la face antérieure de la cuisse; d'un long drain de 25 centimètres qui ressort par la face externe de la cuisse; d'un petit drain de 10 centimètres périarticulaire descendant sur la face interne du genou et, enfin, d'un drain de 10 centimètres qui draine la cavité de la jambe. La quantité de produits secrétés chaque fois par les plaies est considérable.

L'héliothérapie est pratiquée chaque jour où le soleil brille, en ayant soin de sortir préalablement tous ces drains de la plaie.

Aucun incident n'est venu retarder la guérison.

Le 30 novembre, la fracture est consolidée; la suppuration a considérablement diminué et la guérison n'est plus qu'une question de jours.

OBSERVATION XXV. — *Fracture de l'omoplate par balle de fusil entrée par la fosse sus-épineuse, sortie par la face externe du muscle deltoïde. Héliothérapie.*

D. R..., blessé le 16 septembre 1914, entré le 19 septembre, présente à son entrée, un vaste hématome qui descend jusqu'au coude et l'avant-bras. Exploration par l'orifice sus-épineux conduit sur un fragment osseux immobile et chevauchant l'écaille de l'omoplate.

27 *septembre.* — Première séance d'héliothérapie à la suite de laquelle une légère pression manuelle évacue par les deux

plaies, une grande quantité de caillots provenant de l'hématome, mêlés à la sérosité infectée.

29 *septembre*. — Séance d'héliothérapie importante, répétée les jours suivants.

2 *octobre*. — Grande diminution de volume ; important écoulement de tissus sphacélés à travers la plaie deltoïdienne.

4 *octobre*. — L'épaule a beaucoup diminué de volume ; des tissus sphacélés s'éliminent encore à travers les plaies, entraînant un fragment d'*étoffe bleue* de 1 centimètre de côté et imbibé de pus. La plaie postérieure donne aussi, les jours suivants, des filaments bleuâtres provenant d'un vêtement.

24 *octobre*. — Les deux plaies sont cicatrisées. Les mouvements du bras sont très réduits. Sorti le 2 novembre 1914.

Cette observation montre que l'héliothérapie est susceptible d'amener la guérison d'un phlegmon avec débris de vêtement consécutif à une fracture de l'omoplate.

Aucune incision ; aucun débridement n'a été pratiqué ; le drainage a eu lieu à travers les plaies de 1 centimètre de diamètre, pratiquées par le projectile.

Quatrième série.

Héliothérapie partielle. Fractures infectées et gangrène

Observation XXVI. — *Plaie infectée du métatarse droit par volumineux éclat d'obus. Gangrène humide locale, traitement conservateur, et héliothérapie du membre inférieur atteint.*

M. X..., officier d'artillerie, est blessé le 8 septembre 1914, à six heures du matin, vers Marcilly (Seine-et-Marne).

Il chevauchait à bien des kilomètres en arrière de la ligne de feu ; des projectiles d'artillerie lourde allemande, tombaient de temps à autre à cet endroit.

A un moment donné, l'officier sentit un choc très léger, dit-il, sur le pied *droit*. Le cheval tomba sur le flanc gauche. L'officier dégagea sa jambe gauche prise sous sa monture ; il s'installa à quelques pas d'elle et coupa lui-même sa chaussure et sa chaussette, et constata une plaie, visible sur le côté externe du métatarse, qu'il pansa avec son pansement individuel.

Une demi-heure plus tard il fut ramassé par des brancardiers, et conduit dans une brouette, trouvée non loin de là, jusqu'au brancard roulant des brancardiers.

Ce brancard transporta le blessé à 3 kilomètres en arrière, jusqu'à une voiture d'ambulance, qui partit vers l'arrière, vers l'ambulance même ; celle-ci fut atteinte vers dix heures et demie du matin, quatre heures et demie après la blessure.

Là on constata, en plus de la plaie du pied droit, une plaie par balle de shrapnell, qui avait traversé le mollet gauche. Un major fit sur les deux plaies des pansements avec usage de teinture d'iode. On constata aussi une petite plaie occipitale, de légère importance.

Le blessé, ainsi pansé, fut placé dans une salle de la mairie du village ou l'ambulance était installée.

Il y fut nourri et y resta jusqu'à six heures du soir.

A ce moment, un camion automobile, garni de paille, le conduisit à la gare de Dammartin.

Un major défit le pansement à la gare, à cause d'une hémorragie qui s'était déclarée, et des douleurs ressenties. On fit au blessé une piqûre d'un sel de morphine.

Il fut placé dans un wagon de deuxième classe, avec un soldat peu blessé, qui l'aida pendant le trajet et lui donna du thé à boire, etc.

9 *septembre*. — Parti à huit heures du matin, il arriva à E... le jour même, à huit heures du soir, le 9 septembre 1914.

Il fut transporté à l'hôpital temporaire n° 26. Pendant quelques jours il fut soigné à cet hôpital ; mais les soins les plus assidus ne purent empêcher le 12 octobre, l'apparition d'une plaque noirâtre de *gangrène humide*, au niveau de la face dorsale des trois derniers métatarsiens.

La lymphangite s'étendait au pied, à la jambe et au-dessus du genou.

L'œdème, très considérable, ne dépassait pas le genou.

C'est le soir du 12 octobre, que je fus appelé auprès du blesssé, par le médecin-major Guerrier, médecin chef de l'hôpital temporaire n° 26, pour faire sur la région gangrenée et au-dessus d'elle, les débridements nécessaires avec le thermocautère. Cinq incisions furent ainsi faites, chacune de 5 centimètres de longueur environ, sans anesthésie. Elles donnèrent lieu à l'écoulement d'une *sérosité roussâtre* et permirent de constater la présence d'un volumineux *fragment d'obus*, gisant au milieu d'*esquilles* nombreuses, libres ou adhérentes, provenant des métatarsiens ii, iii, iv et v. Le iiie et le ive surtout étaient méconnaissables. Le fragment d'obus et des esquilles libres furent enlevés, au lit du blessé, simplement avec une pince.

13 et 14 *septembre*. — État local satisfaisant, écoulement facile des tissus sphacélés et des sécrétions infectées. Les phlycténes qui existaient avaient disparu.

Je cessai de voir le blessé.

Le 23 *septembre* 1914, je fus rappelé auprès de lui. Une rétention importante de sérosité et de pus se faisait au niveau des plaies. L'œdème avait subi une recrudescence importante au niveau du pied, de la jambe, et la lymphangite persistait.

A la demande du médecin-chef de l'hôpital temporaire n° 26, le blessé est transporté à l'hôpital temporaire n° 5, dont les bâtiments sont mieux appropriés à l'emploi de l'héliothérapie.

Dès l'arrivée du blessé à l'hôpital n° 5, on fait une séance d'*insolation*, coupée d'un repos d'un quart d'heure, sur le pied atteint et sur la jambe, pendant une heure et demie dans la chambre du blessé, dans son lit.

La nuit suivante n'est pas meilleure. Insomnie comme les jours précédents.

24 *septembre* 1914. — Matin. Héliothérapie pendant une heure et demie dans la chambre du blessé.

Cette deuxième séance a amené un *changement manifeste dans l'état local* des plaies. L'œdème a diminué. La surface cruentée devient rosée.

Soir. Héliothérapie une heure.

La nuit suivante, le blessé a dormi deux heures de suite pour la première fois depuis une semaine.

25 *septembre*. — Matin. Héliothérapie deux heures. Les orteils ont repris leur volume normal. Le dos du pied est encore le siège d'œdème.

Soir. Héliothérapie une heure et demie. L'œdème du cou-de-pied a diminué.

Le blessé signale lui-même la possibilité de faire, sans douleur, des contractions musculaires de la jambe, provoquant de légers mouvements du pied et des orteils. Il y a cinquante-quatre heures que l'héliothérapie est commencée.

Nuit suivante, sommeil calme, peu de douleurs.

26 *septembre*. — Matin. Héliothérapie pendant deux heures un quart.

Soir. Héliothérapie pendant deux heures.

On a pu, pendant le pansement, maintenir assez longtemps le pied et la jambe élevés, sans douleurs et sans provoquer les cris que poussait le blessé habituellement pendant cette manœuvre.

27 *septembre*. — Matin. Héliothérapie deux heures.

On remarque pendant le pansement, la réapparition de la dépression que forme entre le tibia et le péroné la gouttière des muscles antéro-externes de la jambe, atrophiés par vingt jours d'infection et de lymphangite. C'est un signe manifeste de la grande diminution de l'œdème, car le 23 septembre, quatre jours plus tôt, au début de l'héliothérapie, le membre malade au lieu de présenter les dépressions anatomiques normales, avait l'aspect en massue, d'une jambe quasi éléphantiasique.

Soir. Héliothérapie, deux heures.

28 *septembre*. — Devant la limitation qui s'est faite entre les zones devenues souples, normales et désinfectées, et la zone d'élimination des tissus gangrenés et sphacélés dès le début, on décide de hâter la guérison en supprimant les tissus qui empêchent la cicatrisation rapide et logique de la plaie. Celle-ci se présente sous la forme suivante : les orteils II, III, IV, sont vivants, mais ils sont portés par des fragments de têtes de métatarsiens, séparées des bases métatarsiennes par une vaste cavité, ancien lit du projectile et des esquilles métatarsiennes, qui descend jusqu'aux muscles plantaires.

Cette cavité bourgeonne et pourrait se remplir. Mais que deviendraient les têtes métatarsiennes, séparées de leurs bases par un tissu cicatriciel induré? Se rétracteraient-elles sur leurs bases? Ce serait impossible, car le premier et le cinquième orteil restent en place avec leurs métatarsiens intacts. Resteraient-elles séparées de leurs bases par une zone cicatricielle indurée? Il en résulterait du côté de la plante du pied une mobilité anormale des trois orteils II, III, IV, et une absence totale de soutien de la plante correspondante, non recouverte de la carcasse métatarsienne.

Admettons même que ces considérations fussent théoriques, il n'en est pas moins réel que les débris des têtes métatarsiennes II, III, IV et leurs bases, sont dénudées, dépériostées par le projectile et par le pus et qu'elles sont vouées à la nécrose.

L'ablation de ces trois extrémités métatarsiennes et des orteils, qui leur correspondent est indiquée, parce qu'elle ne compromettra en rien la statique du pied et qu'elle hâtera la cicatrisation définitive.

Opération limitée le 28 septembre 1914. Aide, Mme d'Ideville; opérateur, docteur Léo.

Anesthésie à la *novocaïne adrénaline*.

Le champ opératoire se présente de la façon suivante : les orteils II, III, IV sont reliés entre eux par leurs téguments plantaires communs et par leurs commissures.

Leur face dorsale s'arrête net à leur base, et là, les débris métatarsiens, les articulations métatarso-phalangiennes sont absolument dénudés.

De plus, en arrière de ces débris métatarsiens il y a le vide ; la place était occupée par le projectile et les esquilles enlevées. Au fond de ce vide, se voient les muscles plantaires, vus par leur face dorsale.

On trace *le lambeau plantaire de l'amputation de Lisfranc;* mais ce lambeau respecte la région qui correspond à l'orteil I, intact.

Cette incision a pour but de séparer les orteils et les tronçons de métatarsiens de leur lit plantaire, exactement comme dans l'isolement du lambeau plantaire de la désarticulation de Lisfranc. Seulement, comme les métatarsiens sont réduits à leur tête, appendue à la base des orteils, ce travail d'isolement est très vite fait; il n'y a aucune besogne dorsale à faire. Elle a été faite par le projectile, par la gangrène, et par la suppuration.

Il résulte de cette ablation un véritable lambeau plantaire, bien nourri par les artères plantaires, dont quelques branches ont dû être liées en chemin.

Au lieu de rabattre le lambeau comme dans l'opération classique, on le laisse pendre. Il serait peu avantageux de le rabattre sur les bases métatarsiennes dénudées et infectées, laissées en

place, à la base du lambeau. La réunion se fera par deuxième
intention. L'intervention a pour but de débarrasser le blessé des

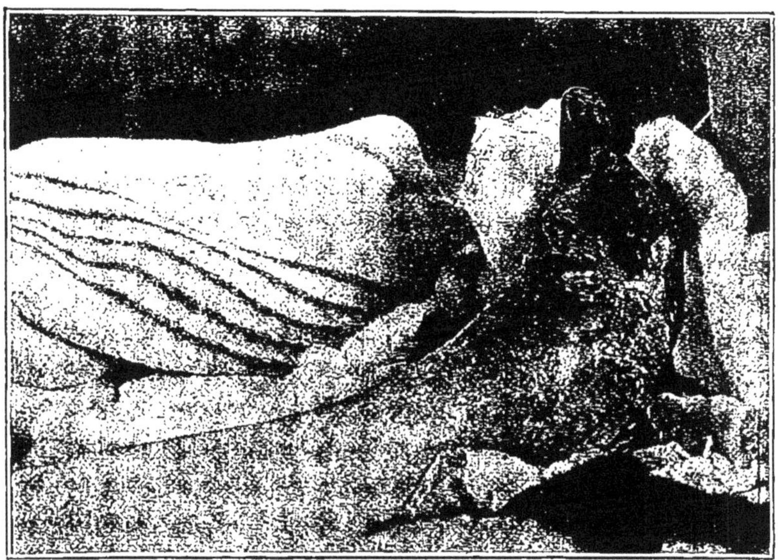

Fig. 23. — Vue du pied de l'observation XXVI, huit jours après l'opération ;
le gros orteil montre nettement la peau ridée sous l'influence de l'héliothérapie. L'œdème persiste encore au niveau du cou-de-pied et du tarse. La
tache noire visible sous le pied est constituée par de l'ouate de tourbe
absorbante.

débris infectés et irréguliers, et non pas de faire une amputation typique.

Il y a lieu de mentionner que si le cinquième orteil a été enlevé,
le cinquième métatarsien est resté en place, quoique fracturé ;
sa fracture n'est pas comminutive comme celles des ii, iii et
iv° métatarsiens.

L'aspect général peut se résumer en disant que le pied se termine maintenant par deux caps ou promontoires, qui sont : le
premier orteil et son métatarsien d'une part, le cinquième métatarsien sans son orteil, d'autre part. Entre ces deux extrêmes,
un grand golfe arrondi, à convexité tournée vers le cou-de-pied,
dépouillé de tout squelette, sert de berge à la peau dorsale, et

laisse voir, très au-dessous d'elle, la surface rouge et cruentée du lambeau plantaire non rabattu.

Suites opératoires. — Soir, 38°2.

29 *septembre.* — Héliothérapie, deux heures après-midi.

30 *septembre.* — Héliothérapie, trois quarts d'heure le matin.

1er *octobre.* — Héliothérapie, deux heures le matin ; deux heures le soir.

Les plaies bourgeonnent activement. L'œdème a presque disparu. Le moment est venu de rabattre le lambeau plantaire en haut pour l'appliquer sur la tranche des bases des métatarsiens réséqués. Pour cela, on fait un appareil plâtré, qui place le pied à angle droit sur la jambe. Une fois le plâtre sec, on insinue des compresses stériles entre le plâtre et la plante du pied, pour refouler cette plante vers la base du lambeau, et l'enrouler autour du squelette métatarsien restant.

2 *octobre.* — Pas de soleil.

3 *octobre.* — Héliothérapie, deux heures soir. La cicatrisation progresse.

4 *octobre.* — Héliothérapie, deux heures le matin.

5 *octobre.* — Héliothérapie, six heures de suite.

6 *octobre.* — Le pied et la jambe sont revenus à des dimensions normales. Mais la température reste élevée le soir.

On découvre un *abcès limité*, gros comme une noix, de la *gaine tendineuse du muscle jambier postérieur*, derrière la malléole interne. Cet abcès est incisé sans déplacer le blessé, laissé dans son lit. Aussitôt, la température tombe pour ne plus se relever.

7 *octobre.* — Héliothérapie, de midi à quatre heures.

8 *octobre.* — Héliothérapie, de onze heures et demie à trois heures et demie.

9 *octobre.* — Héliothérapie, de onze heures et demie à trois heures et demie.

10 *octobre.* — Lever, pour la première fois, une demi-heure.

11 *octobre.* — Héliothérapie, de onze heures et demie à trois heures et demie.

12 *octobre.* — Héliothérapie. de onze heures et demie à trois heures et demie.

Du 13 au 23 octobre. — Pas de soleil, suppression de l'héliothérapie.

23 octobre. — Reprise de l'héliothérapie pendant une grande partie de l'après-midi. Cette séance fait sourdre une ou deux gouttes de sérosité, et même une goutte de pus, dans des régions autrefois incisées, et qui paraissaient totalement désinfectées depuis plusieurs jours.

Cette séance a donné une preuve bien palpable de la puissance d'action du soleil pour provoquer le drainage des plaies. Il a forcé, au cours d'une séance de plusieurs heures, l'issue, hors des plaies, de produits septiques qui y étaient accumulés, à l'insu de la clinique.

24 octobre. — Sous l'influence de l'héliothérapie, l'œdème a diminué, la température est devenue normale matin et soir.

Du 24 octobre au 1er novembre, l'hé-

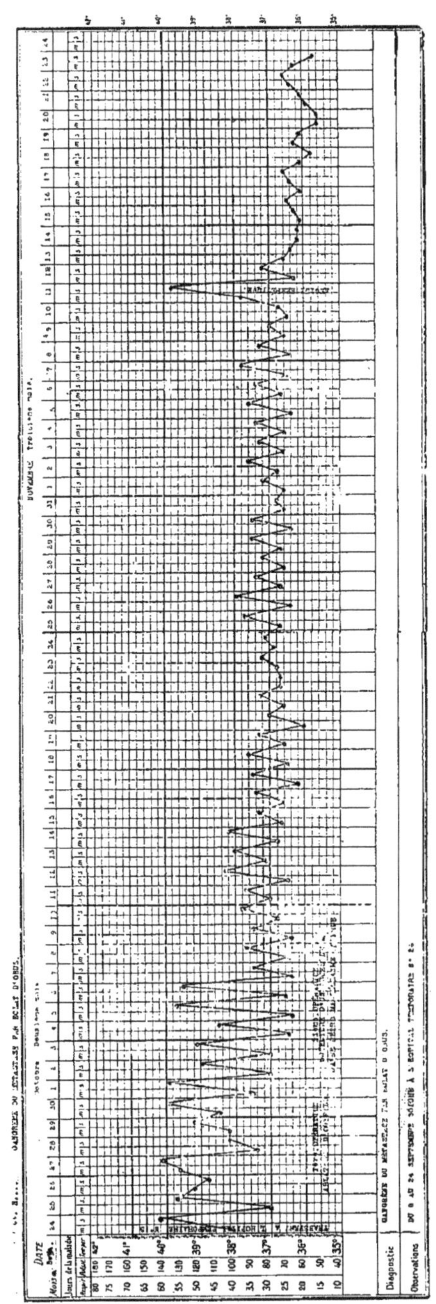

Fig. 24. — Courbe de température du blessé de l'observation XXVI.

liothérapie est peu employée, à cause du bon état local et général.

Les 2, 3, 5 et 9 novembre, le blessé fait spontanément des séances d'héliothérapie nullement nécessaires, mais qu'il apprécie pour le bien-être qu'elles lui font éprouver. Elles contribuent, du reste, à faire disparaître le reliquat d'œdème dur de la région rétro-malléolaire interne, ancien siège de l'abcès incisé le 6 octobre précédent.

Le 27 novembre, la gouttière plâtrée postérieure est définitivement supprimée. Toutes les plaies sont cicatrisées, aussi bien celle qui résulte de l'amputation des orteils et métatarsiens, que celles qui résultent des incisions libératrices sur le cou-de-pied, et sur la face interne de la jambe, au-dessous de la malléole interne.

Le blessé pose le pied par terre, pour la première fois, quatre-vingts jours après sa blessure; il a échappé à l'amputation, pour gangrène du pied avec lymphangite septique, de la jambe.

Cinquième série.

Héliothérapie partielle et collections fermées

Une observation très instructive est la suivante :

OBSERVATION XXVII. — *Plaie par balle de shrapnell de l'articulation sacro-iliaque droite. — Abcès superficiel dorsal. Abcès profond sous-péritonéal, pelvien et inguinal.*

L. G..., blessé le 20 septembre 1914, entré le 28 septembre 1914.

Ce blessé, à son entrée, présentait une plaie de dimensions très réduites au niveau de l'articulation sacro-iliaque droite, par coup de feu. Il y avait impossibilité, pour lui, d'étendre la jambe sur la cuisse, elle-même fléchie sur le bassin. Il se tenait sur le ventre, immobile, et se plaignait au moindre mouvement. La plaie, elle-même, laissait suinter un pus assez abondant, bien lié, d'une odeur aigrelette, qui attira l'attention dès le début.

L'abdomen était absolument souple, sans contracture, sans

douleur à la pression, et le blessé n'avait aucune nausée ni
vomissement; il se plaignait surtout d'une douleur propagée à
l'aine droite et au pli fessier droit, que l'on expliquait par une
lésion des troncs nerveux par le projectile, si voisin du sacrum.

Héliothérapie prolongée et répétée, sans résultat.

Le 3o *octobre* 1914, devant la persistance de la température,

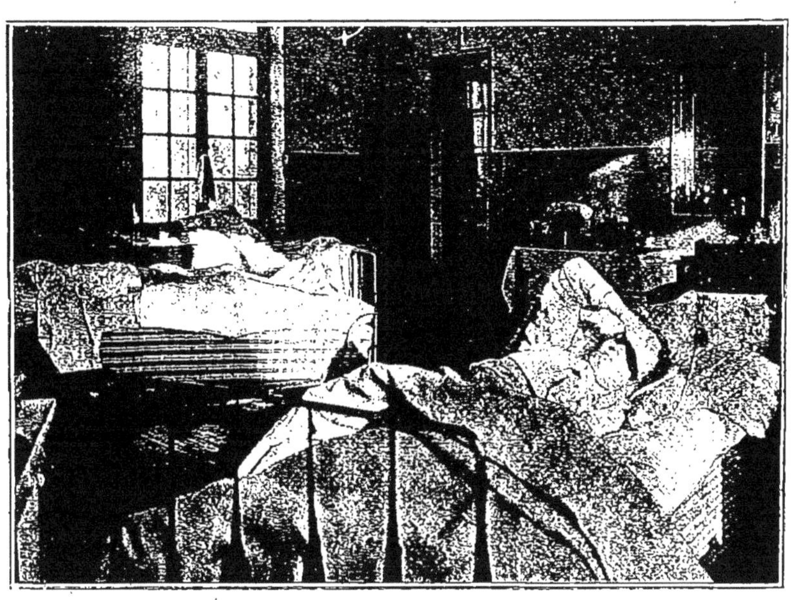

Fig. 25. — Un blessé exposé au soleil
à l'hôpital temporaire n° 5, salle 14, le 8 novembre 1914.

l'abondance de la suppuration à certains jours et de sa grande
diminution à certains autres, on décide de débrider la région
traumatisée.

L'intervention fait constater une lésion importante de l'épine
iliaque postérieure et inférieure qui suppure, et le tissu spongieux est infecté. On débride largement l'abcès superficiel,
résultant de l'étalement du pus sous la peau. On reprend l'héliothérapie. La température ne subit aucune modification; elle
s'élève même jusqu'à 40° le soir.

7

Le 15 novembre. — On constate, pour la première fois, une région tuméfiée au niveau du triangle de Scarpa. La pression, à ce niveau, semble augmenter l'évacuation du pus par la plaie postérieure, voisine de l'articulation sacro-iliaque.

Le 16 novembre. — Répétition de cette manœuvre, après laquelle la température subit une chute relative. Il devient évident qu'il y a un *foyer intra-pelvien.*

20 novembre. — Après une attente de trois jours, pour permettre à la mère du blessé de se rendre auprès de lui, comme elle le désirait, ouverture d'un foyer suppuré, pointant au-dessus de l'arcade de Fallope. Odeur intestinale, rappelant celle du pus coli-bacillaire. Le foyer se trouve entre l'épine sciatique, le rectum, l'articulation sacro-iliaque et le trou obturateur en avant. Suintement sanguin en nappe; drainage avec deux drains et deux mèches. C'est ce foyer qui se vidait à travers l'articulation sacro-iliaque, au niveau de la plaie dorsale. Chute absolue de la température dès le lendemain. Marche normale vers la guérison.

Cette observation prouve nettement que l'héliothérapie n'agit pas en stimulant l'état général et en lui permettant de lutter contre l'infection, puisque l'héliothérapie n'a pas pu préserver ni guérir ce blessé d'un dangereux abcès pelvien. Elle prouve que l'ouverture du foyer, soit spontanément, soit chirurgicalement, est indispensable pour qu'elle puisse obtenir ses effets, et ceci concorde avec le principe que nous avons proposé, d'après lequel l'héliothérapie agit en drainant les liquides septiques, constitutifs de l'œdème par une action toute locale; il ne faut pas nier l'avantage pour l'état général de l'héliothérapie intégrale, mais ce n'est pas cette héliothérapie que nous avons mise en œuvre à l'hôpital temporaire n° 5. Il ne pouvait y être fait usage que de l'héliothérapie partielle; les exigences d'un service de chirurgie non spécialisé pour l'héliothérapie ne permettaient que l'emploi de l'héliothérapie localisée. Ainsi employée, elle draine les plaies, mais *à condition que celles-ci aient été préalablement incisées* ou se soient spontanément ouvertes.

Sixième série.

Héliothérapie partielle et gangrène

L'observation suivante est instructive, car elle montre la
limite d'action de l'héliothérapie partielle, et l'impossibilité
de compter sur elle pour *remplacer* les traitements habituels. Elle contribue au drainage; elle ne remplace pas
une amputation.

OBSERVATION XXVIII. — *Fracas du pied droit par fragment d'obus
l'ayant traversé du dedans en dehors. Écrasement de la grande
apophyse du calcaneum, du cuboïde, d'une partie du scaphoïde
et de trois cunéiformes. Héliothérapie. Amputation. Mort.*

M. N..., blessé le 25 septembre 1914, entré le 27 septembre 1914,
à l'hôpital temporaire n° 5.

Ce blessé avait le pied creusé d'un tunnel, commençant en
dehors dans la région cuboïdienne et sortant en dedans au niveau
de ce qui aurait dû être le scaphoïde. On voyait le jour à travers
cette brèche énorme. Malgré cela, l'espoir de la conservation du
pied existait, car toutes les artères étaient intactes : la pédieuse,
en avant était à l'abri, et les deux artères plantaires, en arrière
n'avaient pas été atteintes.

L'héliothérapie, très facile à faire à cette période de l'année,
fut instituée dès le début de l'entrée du blessé. Elle provoqua, les jours suivants, un écoulement de lymphe considérable,
mêlée à des débris de cuir, parfaitement reconnaissable et à
une poussière d'os, provenant de la désintégration des tissus
spongieux des os broyés.

Vers le 9 octobre, l'espoir de conserver tout l'avant-pied est
extrêmement renforcé par l'état actuel de la plaie ; partout, des
granulations rouges ont tapissé le tunnel osseux dû au traumatisme et aucune rétention de pus ne s'est faite. Un symptôme
nouveau est survenu : c'est une tendance de l'avant-pied à
tomber en avant, faute d'un squelette suffisant pour le retenir.
A ce moment, l'héliothérapie partielle devient impossible. faute

de soleil. En quelques jours, le tableau change entièrement. Des
foyers purulents se déclarent dans les gaines des muscles rétro-
malléolaires internes ; il faut les inciser sous anesthésie par le
chlorethyle.

14 *octobre*. — La situation s'est empirée au point *qu'une gangrène humide* se déclare à la fois dans la région du talon et dans
la région des orteils. Depuis la cessation de l'héliothérapie, la
température est montée au delà de 40°.

16 *octobre*. — Le facies du blessé est si mauvais, son teint
est si jaune, son pouls si petit, qu'une amputation est devenue
indispensable ; elle est pratiquée à six heures du soir. Le blessé
succombe le soir même sous le shock opératoire, sans s'être
complètement éveillé de l'anesthésie par chloroforme.

Indications et contre-indications de l'héliothérapie partielle.

Ce qui précède montre que l'*œdème* d'une plaie constitue l'une des indications les plus nettes de l'héliothérapie partielle.

Si cette plaie œdématiée est exposée au soleil pendant
une heure ou plus, elle exsudera son pus, sa lymphe
septique, ses sécrétions séro-purulentes, en quantité suffisante pour diminuer l'œdème notablement, et pour atténuer la douleur en proportion.

Plus l'œdème sera fort, plus l'action du soleil sera utile
sur cette plaie.

A mon sens, le principe qui doit guider dans l'emploi
de l'héliothérapie partielle, en chirurgie, dans les instal-
lations non spécialisées pour l'emploi des rayons solaires,
est le suivant :

L'héliothérapie partielle doit être un *adjuvant et ne pas
remplacer* un traitement, ou une partie du traitement chirurgical habituel.

L'héliothérapie partielle est quelque chose à ajouter

aux gestes habituels de la chirurgie; elle ne peut se substituer à aucun.

Elle ne peut pas éviter l'ouverture des foyers septiques profonds. Une observation, celle qui porte le n° XXVII en témoigne de façon péremptoire.

Ce blessé fut très régulièrement exposé au soleil qui frappait directement la région du dos, et celle de l'abdomen, alternativement. Cela fut inutile. L'abcès pelvien, entretenu par l'arthrite sacro-iliaque ne cessa de menacer sa vie, par une infection à haute température, que le jour où cet abcès fut incisé. Il ne faut pas demander à l'héliothérapie autre chose que ce qu'elle peut donner. Elle ne peut pas donner la *résorption* d'une collection périviscérale fermée.

L'héliothérapie ne peut pas, non plus, donner une certitude d'éviter une amputation. Elle a évité une amputation de jambe dans l'observation XXVI; car sans héliothérapie, ce n'est pas l'ablation d'orteils à demi détachés qui auraient sauvé le blessé; c'est l'amputation de jambe au lieu d'élection qui aurait été nécessaire.

D'autre part, et cela est fort instructif, l'héliothérapie a été nuisible dans l'observation n° XXVIII par la promesse qu'elle faisait et qu'elle n'a pas tenue, de maintenir en vie un avant-pied dangereusement menacé. Le soleil qui faisait merveille, s'est caché derrière les nuages, le 9 octobre, et aussitôt cet avant-pied s'est flétri. L'espoir de le conserver quand même, espoir entretenu par l'héliothérapie pendant quatorze jours, l'espoir d'une réapparition du soleil thérapeutique, fit perdre du temps, et quand l'amputation survint le 16 octobre, vingt et un jours après l'entrée du blessé, il était trop tard. La septicémie était en activité, et le shock opératoire emporta le blessé.

Par conséquent, l'héliothérapie ne peut pas remplacer,

ni l'ouverture d'un abcès, ni une amputation reconnue
indispensable. Ce sont là deux limites à son action.

Mais alors que peut-elle faire?

Les vingt observations relatées précédemment montrent
qu'elle peut faire une chose, et la faire admirablement :
c'est de drainer l'œdème d'une plaie ouverte.

Le soleil est le meilleur drain. Il faut l'*ajouter* au drainage par les tubes de caoutchouc; il ne faut le *substituer*
à rien. Il faut l'adjoindre à tout traitement d'une plaie
infectée.

C'est là, le triomphe de l'héliothérapie partielle. La
lymphorragie qu'elle suscite, l'expression des liquides
septiques qu'elle provoque, constitue le drainage idéal,
celui qui ne se contente pas de faire sortir au dehors ce
que renferme la cavité de la plaie, mais encore qui fait
perler dans cette cavité tous les liquides infectés qui
détrempent comme un terrain marécageux, les tissus
avoisinants.

Laisser briller le soleil sur un pansement qui recouvre,
et qui lui cache, une plaie septique et œdémateuse, c'est
un gaspillage. Ouvrez ce pansement. Laissez le soleil en-
voyer ses rayons ultra-violets sur tout ce que ce pansement recouvrait; laissez-le venir le plus longtemps possible, au moins pendant une heure, et deux heures si vous
pouvez. Regardez le liquide qui suinte de la plaie et coule
sur la peau; regardez la peau qui s'affaisse, se ride, par
suite de la rétraction des tissus sous-jacents; qu'avez-vous
à objecter à cette manière de faire? Vous craignez les pous-
sières de l'air, qui pourraient tomber sur la plaie ainsi
découverte? Regardez-la demain; vous verrez des bourgeons rouges, rutilants, et sa vitalité.

En attendant, voici la séance terminée. Le soleil se

cache derrière un nuage, ou derrière ce haut monument voisin.

Remettez les drains en caoutchouc à leur place dans la plaie, car dans l'ombre du pansement ils recevront le peu qu'elle éliminera. Fermez le pansement, à regret, et « en souhaitant du soleil pour demain ».

Il faut garder au soleil son rôle bien déterminé de « drain », surajouté aux drains ordinaires, et plus puissant, bien plus puissant qu'eux.

CHAPITRE III

GANGRÈNE GAZEUSE

La gangrène gazeuse semble être une entité morbide. C'est une *septicémie* résultant d'une gangrène à marche foudroyante hyperseptique avec abondante production de gaz.

Cliniquement la rapidité de l'envahissement gangréneux, superficiel ou profond, sous-cutané ou musculaire, ou l'un et l'autre, et l'existence de gaz abondants. beaucoup plus abondants que le pus, généralement absent, en font le diagnostic.

Bactériologiquement, la nature en est discutée. Le « bacillus perfreingus » est soupçonné d'y jouer son rôle? Très fréquent jusqu'à l'ère pastorienne, la gangrène gazeuse avait à peu près disparu depuis 1890, environ, et le monde chirurgical n'avait pas eu l'occasion d'en demander l'étude, ni de fournir les matériaux de cette étude, aux bactériologistes.

Il a fallu une grande guerre pour ramener cette redoutable complication des plaies, sous leurs yeux.

J'en ai observé deux cas :

OBSERVATION XXIX. — *Gangrène gazeuse du membre inférieur droit, suite de plaie par éclat d'obus au niveau du pli fessier. Mort quatre heures après l'entrée à l'hôpital.*

L. B..., soldat du génie, blessé le 25 septembre 1914 à huit heures du matin, par un éclat d'obus au niveau du pli fessier droit, est pansé une première fois à Nanteuil-le-Haudouin.

Il est évacué par chemin de fer.

A son passage à la gare d'E... son état est si grave que le médecin du train sanitaire le fait descendre, et transporter à l'hôpital temporaire n° 5, salle 14.

Il y arrive à six heures du soir le 27 septembre 1914. Je constate une plaie pénétrante du coude au niveau de l'épicondyle droit et de la tête du radius par balle de shrapnell.

Mais cette lésion est secondaire eu égard à la plaie du pli fessier droit, de la largeur d'une paume de main.

Des placards d'érysipèle bronzé marbrent la peau sur toute la cuisse droite et au delà jusqu'à la crête iliaque droite. En bas, ces placards s'étendent jusqu'au creux du jarret.

Entremêlés avec ces placards d'érysipèle bronzé, se voient des placards bleu-noirs de gangrène confirmée.

De plus, le blessé a des nausées répétées et se plaint de coliques douloureuses.

Son abdomen ne présente aucune contracture. Le blessé a toute sa connaissance.

Séance tenante, le laissant sur son lit, je m'arme d'un thermocautère et laboure les placards gangréneux ; aussitôt des gaz abondants s'échappent avec bruit, s'allument au thermo. En même temps s'écoule une sérosité roussâtre, ces incisions sont absolument insensibles. Leur ouverture laisse voir des muscles, feuille morte, qui sont labourés également, sans éveiller de sensibilité. Elles sont faites avec une insistance spéciale, aux limites du territoire brusquement envahi, au creux poplité et dans la fosse iliaque.

A ces limites, des pointes de feu innombrables, plusieurs dizaines, circonscrivent les lésions. Ces pointes de feu sont ressenties par le blessé.

L'eau oxygénée est versée abondamment par les solutions de continuité de la peau.

La plaie est débridée largement, mais ne laisse pas sentir le projectile.

L'amputation est impossible, à cause de l'extension des lésions jusqu'à la crête iliaque.

Suites. — Pendant les trois heures de survie, le blessé ne cesse de vomir ou de ressentir des nausées.

Mort à dix heures du soir, soixante-deux heures après la blessure, quatre heures après l'admission à l'hôpital.

OBSERVATION XXX. — *Plaie par balle de shrapnell, entrée à la face externe de la jambe droite, derrière la tête du péroné, orifice de sortie 20 centimètres plus bas, derrière le tibia. Gangrène gazeuse totale de la jambe. Érysipèle bronzé de la moitié inférieure de la cuisse. Amputation. Endocardite infectieuse. — Survie de soixante-deux jours.*

Z..., est entré à l'hôpital temporaire n° 5 le 1er octobre 1914, à midi et demi. La blessure remontait à trois jours.

Son pouls est à 132.

Il porte au-dessus du genou, à 4 centimètres au-dessus de la rotule un garrot fait avec une bande de 8 centimètres de large, serré à ne pas pouvoir glisser quoi que ce soit entre la peau et lui ; ce garrot sec et dur, est entamé avec grande peine aux ciseaux.

Au-dessous de lui, la peau du genou est surélevée de 2 centimètres. Elle a une teinte brune violacée.

Au-dessous encore, existe un pansement extrêmement serré, très large, très dur, mélangé de paille, mais moins serré que le garrot au-dessus du genou.

Plus bas encore, toute la jambe est de couleur vert foncé.

Le pied est violacé, mais pas vert, comme l'est la jambe. Les deux pansements sont enlevés.

Un nettoyage à l'éther permet d'enlever les flaques de terre et de sang agglutinés à la plante des pieds, et de nettoyer la plaie et la peau.

On prépare l'amputation de cuisse. L'érysipèle bronzé respecte précisément la peau de la face interne de la cuisse, un peu plus qu'elle ne respecte la peau de la face externe. Ce hasard favorisera le lambeau qui devra descendre plus bas en dedans qu'en dehors.

Pendant les préparatifs de l'opération, on ouvre au thermocautère la peau gangrénée et les placards d'érysipèle bronzé. De nombreux gaz s'échappent chaque fois que le thermo s'enfonce. Même poussé à fond, il ne rencontre aucun tissu vivant dans la jambe. Les muscles de la jambe sont verts et putréfiés. Ceux de la cuisse ont la teinte feuille morte.

Le blessé a des nausées et des vomissements.

Son pouls est très petit, à 156 à la minute. On fait une injection de 5 centimètres cubes d'huile camphrée.

A six heures du soir, *amputation de cuisse au tiers supérieur*.

Chloroforme : un aide-médecin.

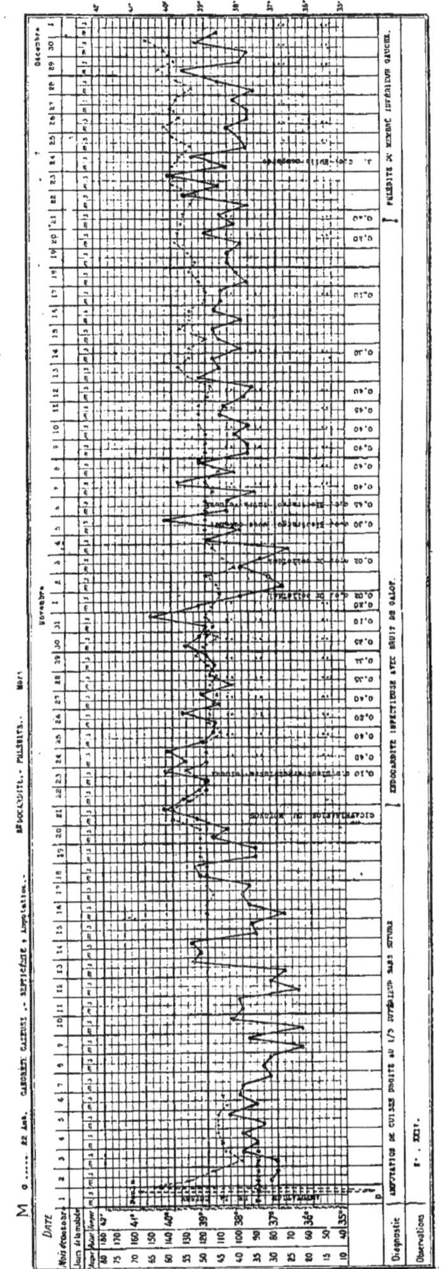

Fig. 26. — Courbe de température du blessé de l'observation XXX.

Aidés : docteurs Guiton et Séguin. Opérateur : docteur Léo.

La compression de la fémorale est parfaitement assurée par le docteur Seguin (de Nonancourt) aide-major de 1ʳᵉ classe.

Le procédé employé est la « circulaire avec débridement externe ».

Un seul catgut réunit les muscles de la fente externe. Trois crins, un sur la fente externe, deux sur la tranche rapprochent lâchement les lambeaux drainés aux deux coins.

Suites opératoires immédiates. — L'opération terminée, *le pouls n'est pas perceptible*, la respiration est superficielle. Le blessé est froid. 7 centimètres cubes d'huile camphrée.

Pendant la nuit, 2 litres de sérum artificiel, selon la formule de Murphy.

Réveil vers huit heures du soir. Agitation. Délire. Le blessé se croit à la bataille.

A une heure du matin, sommeil, avec réveils en sursaut et cauchemars.

Vomissements trois fois dans la nuit.

2 *octobre* (12 heures depuis l'opération). — Le blessé a un pouls perceptible, mais difficilement comptable. Il est réchauffé. Sa température est de 37° 3.

Il urine 800 grammes spontanément.

A neuf heures, 1 litre de sérum rectal.

A dix heures, pouls petit, mais comptable à 140.

Le soir 37° 1. Pouls à 116. Facies excellent. Le blessé qu'aucun des aides ne croyait pouvoir survivre, boit tout seul.

Le soir, vingt-quatre heures après l'opération, à dix heures et demie, pouls à 100. Température 37° 2.

Sommeil profond pendant la nuit.

3 *octobre.* — Le pansement est changé.

La plaie est dans un état absolument satisfaisant.

Matin, pouls 95. Température 37° 1.

Soir, pouls 110. Température 38.

Du 3 octobre au 9 octobre, rien n'est à signaler. La plaie bourgeonne activement et se cicatrise.

Le 4 novembre, c'est-à-dire trente-trois jours après l'opération elle est complètement cicatrisée ; le moignon est souple, bien étoffé et mobile à la volonté du blessé.

Suites éloignées. — Mais, bien avant cette heureuse terminaison de l'évolution de la plaie, une complication grave était survenue, dans l'état de santé de l'opéré.

Dès le 13 octobre, douze jours après l'opération, le blessé s'est plaint de douleurs polyarticulaires, au poignet gauche, au pied gauche, à l'épaule droite.

La température qui était de 37°2 la veille au soir monte à 39°2 le 13 octobre. On diagnostique un rhumatisme articulaire aigu et on donne 6 grammes de salicylate de soude.

En deux jours, la température revient vers la normale, et les douleurs articulaires s'apaisent.

Mais le pouls reste à 120.

Le 17 octobre, la température remonte graduellement, le pouls la suit jusqu'à 140, le 21 octobre.

Le docteur Moutier, chef de laboratoire du docteur Mathieu (de Paris) aide-médecin à l'hôpital temporaire n° 26, appelé, diagnostique de la façon la plus formelle, une *endocardite infectieuse*, que ses études spéciales lui avaient appris à bien connaître. Il conseille des injections intra-veineuses d'*électrargol isotonique*.

Grâce aux libéralités des bienfaiteurs de l'hôpital, une provision de ce médicament y fut envoyée.

Du 23 octobre au 5 novembre, j'injectai dans les veines du pli du coude, matin et soir, des doses variant chaque fois de 20 à 40 centimètres cubes d'électrargol isotonique.

Le malade en reçut ainsi 300 centimètres cubes en dix jours.

La température en parut influencée; jusqu'au 31 octobre elle se maintint autour de 38, et le pouls entre 110 et 120.

Le 2 novembre, l'état général s'aggrava, le pouls monta au-dessus de 110, et la température vers 39°.

Une phlébite aiguë du membre inférieur restant se déclara le 15 novembre.

A partir de cette date, le malade déclina graduellement; une *escharre sacrée* survint dans les deux dernières semaines.

L'électrargol isotonique fut continué jusqu'au dernier jour.

Mort le 1er décembre, soixante-deux jours après l'entrée à l'hôpital.

Remarques

Deux cas sont bien insuffisants pour émettre des idées définitives sur la gangrène gazeuse.

Leur rapprochement permet seulement quelques remarques.

Le premier blessé qui succomba au bout de deux jours et demi, était mort un nombre d'heures après sa blessure, au bout desquelles le deuxième blessé, qui n'entra à l'hôpital que le troisième jour était encore vivant.

Il faut y voir la preuve que l'intensité de l'infection, qui donne la septicémie gazeuse est variable, et que cette maladie n'est pas cyclique, ni liée à un processus régulier.

La mort rapide du premier blessé met en cause la question du prompt secours, et amène à se demander si, à un moment quelconque, ce blessé pouvait être sauvé. Sa plaie était haut située. Une amputation de cuisse était impraticable dès le début. Un débridement considérable de la plaie, l'extraction du projectile, une désinfection (?) rigoureuse de la plaie, eut été la seule planche de salut. Cela ne pouvait se faire qu'à l'avant. Était-ce possible, à l'avant? Faut-il débrider à l'avant, *toutes les plaies*, par fragment d'obus, pour éviter quelques gangrènes gazeuzes. Ces interventions à outrance à l'avant, ne provoqueront-elles pas elles-mêmes, dans quelques cas, le mal que l'on voudrait éviter, à cause de l'impossibilité pour les formations de l'avant, d'être constamment bien outillées?

Le second blessé a pu attendre trois jours le secours nécessaire. Il fut efficacement débarrassé du foyer septico-gangréneux dont il était atteint. Mais quel enseignement dans les suites opératoires!

La septicémie n'est pas vaincue par l'ablation radicale
de ce foyer. Elle crée une endocardite infectieuse grave,
et, quand cette première complication semble s'atténuer
une embolie microbienne crée une phlébite secondaire
infectieuse.

La gangrène gazeuse est bien la complication hyperseptique par excellence, dont le traitement est avant tout
prophylactique, et non curatif. La prévenir doit être le
but, car la guérir est un bonheur rare.

Il semble en être d'elle, comme de la péritonite généralisée, vraiment généralisée, que nous avons appris à
prévenir plus encore qu'à juguler. Cependant le traitement
par l'éther des péritonites généralisées, si récemment
découvert montre, une fois de plus, que l'avenir réserve
des progrès inattendus.

En les attendant, pour juguler la gangrène gazeuse, ce
n'est pas une consolation suffisante que de répéter qu'en
1870-71, des milliers de blessés en étaient atteints, et
qu'en 1913-1914, grâce à l'antisepsie pratiquée à l'avant,
et surtout grâce à la teinture d'iode employée précocement,
elle constitue une infime minorité, dans la liste des causes
de léthalité de nos blessés de guerre.

CHAPITRE IV

———

CORPS ÉTRANGERS (PROJECTILES DE GUERRE) DANS L'ARTICULATION DU GENOU

Les projectiles, retenus dans les tissus, constituent les plaies de guerre, par excellence.

Ils peuvent se loger de la façon la plus inattendue, ou la plus banale, la plus bénigne ou la plus meurtrière. Quelle que soit la bizarrerie de trajet d'un projectile, que l'on puisse imaginer, il est certain qu'elle a été réalisée plus d'une fois, par les hasards des trajectoires.

Parmi ces innombrables localisations, viscérales, osseuses, musculaires, que les plaies de guerre donnent l'occasion quotidienne d'observer et de traiter, se trouve une catégorie spéciale, celle des localisations *articulaires*. Et parmi ces localisations articulaires, celles du *genou* méritent une mention à part.

Les projectiles dans le genou ont deux évolutions bien différentes et opposées. Dans la plus grande majorité des cas, ils infectent le genou et créent une arthrite suppurée. C'est une éventualité fâcheuse par la longueur du traitement nécessaire, par l'importance des complications secondaires possibles, et par l'ankylose fatale qui terminera le processus articulaire septique.

Dans un plus petit nombre de cas, le projectile de guerre, logé dans le genou, reste aseptique. De pareils cas permettent de juger du chemin fait par la thérapeutique chirurgicale depuis les dernières années. On se serait autrefois félicité hautement de cette asepsie du projectile, grâce à laquelle aucune suppuration articulaire ne serait à redouter. On aurait accepté, sans hésiter, les légères raideurs articulaires que le projectile aseptique aurait déterminées à échéance plus ou moins longue, et on y aurait vu la rançon, à payer d'un cœur léger, de l'absence de suppuration et d'ankylose totale.

Cette conception, si répandue il y a peu de temps encore, est celle des opérateurs qui « ont peur du genou », et il faut bien se dire que leur nombre ne diminue que lentement en France. Il n'en est pas de même en Angleterre, où, depuis plusieurs années, surtout depuis 1906, se comptent par centaines les cas publiés d'arthrotomies du genou, pour méniscites, pour ruptures, pour désinsertions, pour scissures, pour laxité, pour repliement, pour exfoliations, des ménisques intra-articulaires du genou.

La « peur du genou » deviendra de plus en plus, un vestige du passé, contemporain des premiers âges de la chirurgie pastorienne, à l'époque où la conquête du péritoine était tout son programme, très vaste, il est vrai, mais incomplet cependant. La conquête du genou par la chirurgie aseptique se fait tous les jours, et les résultats en sont excellents.

Une seule condition existe pour la recherche aseptique, des projectiles aseptiques, dans les genoux aseptiques. C'est d'avoir une organisation matérielle qui ait fait ses preuves, et dont il soit certain qu'elle ne présente aucune lacune de stérilisation. Mais cette condition étant de nos jours celle de tout acte chirurgical, cette condition ne restreint en rien l'activité chirurgicale à l'égard du genou; elle y pousse au contraire.

I. — Genoux aseptiques

J'ai eu pour ma part, l'occasion d'extraire deux projectiles aseptiques, chez deux blessés de l'hôpital temporaire n° 5. Voici les deux observations :

Premier cas

OBSERVATION A. — *Corps étranger (balle de fusil),*
dans l'articulation du genou droit.

B. G..., du X⁰ d'infanterie, blessé le 16 septembre 1914, soigné

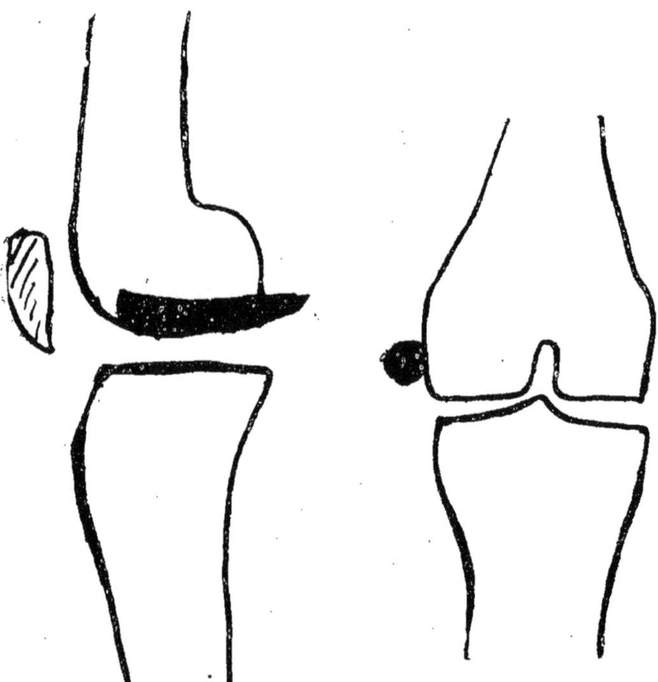

FIG. A. — Schéma de la vue de profil de la balle intra-articulaire de l'observation A.

FIG. A². — Schéma de la vue de face de la balle représentée dans la figure A.

pendant plusieurs semaines à l'hôpital de V... (Eure); entre le 2 novembre 1914, à l'hôpital temporaire n° 5, à E..., salle 4, lit 5.

Le 3 *novembre*, à la radioscopie (fig. A), on constate l'existence d'une balle de fusil dans l'articulation du genou. De profil, elle présente le culot en avant vers la rotule et sa pointe directement en arrière vers le creux poplité. Elle semble couchée, parallèlement au plateau tibial, comme si elle venait de la pointe de la rotule, pour pénétrer dans le creux poplité. De face (fig. A²), elle apparaît comme un point arrondi, se profilant sur le côté externe du condyle externe, au-dessus de l'interligne; elle semble localisée dans le cul-de-sac synovial, qui longe la face extérieure du condyle.

Opération, le 4 novembre, par le docteur Léo, sous chloroforme. L'incision n'est pas pratiquée sur le bord externe de la rotule, ce qui conduirait trop en dedans du point repéré par la radioscopie. L'incision est donc reportée plus en arrière, le long du bord antérieur du ligament latéral externe de l'articulation du genou. Cette intervention conduit directement sur la balle qui est extraite avec une pince de Kocher. Aucune suture au catgut; les crins prennent en masse la peau et le surtout fibreux sous-jacent, sans pénétrer dans l'articulation.

11 *novembre*, ablation des fils ; bons résultats; très léger suintement séreux à la partie moyenne de la suture. Massages sont nécessaires pour ramener une souplesse complète de l'articulation, ce qui est obtenu le 20 novembre.

21 *novembre*, sortie, guéri.

La radioscopie était tellement nette, dans ce cas, qu'il n'a pas été pratiqué de radiographie. Les schémas (fig. A et A²) sont la reproduction de ceux que j'ai faits séance tenante, devant l'écran lumineux, au cours de l'examen radioscopique du blessé. Il sont suffisants pour donner une idée précise de la localisation intra-articulaire de cette balle allongée, et plaquée dans l'intérieur de l'articulation, contre la face externe du condyle externe. Son ablation fut d'une simplicité parfaite.

Le blessé en retirera pour l'avenir un avantage considérable. Il n'aura pas à redouter les complications innombrables, bénignes, ou graves, que ce projectile pouvait lui procurer, aussi bien du côté des ménisques intra-articulaires, que du côté de la synoviale. Les hydarthroses à répétition eussent constitué le minimum de ces complications.

Deuxième cas

Les mêmes remarques s'appliquent à l'observation suivante :

OBSERVATION B. — *Corps étranger (balle de shrapnell)*
dans l'articulation du genou droit

B. J..., du Xe d'infanterie; blessé au mois de septembre 1914; soigné pendant plusieurs semaines à l'hôpital de V... (Eure), est

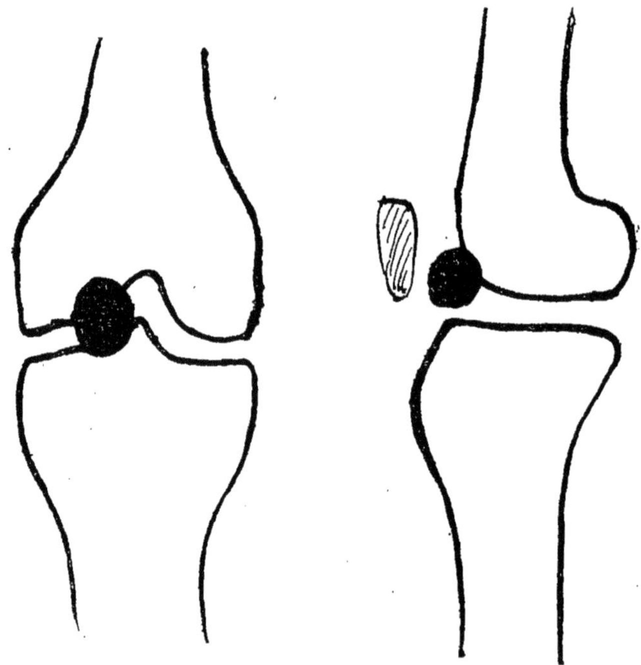

FIG. B. — Schéma de la vue de profil et de face
de la balle de shrapnell de l'observation B.

envoyé à l'Hôpital temporaire n° 5, à E..., par le docteur G..., pour subir l'extraction d'une balle de shrapnell située dans

l'articulation du genou. Entré à l'Hôpital temporaire nᵁ 5, le
2 novembre, salle 4, lit 4.

3 *novembre*. — A la radioscopie frontale, on voit le projectile
au ras du bord antérieur du tibia, se profilant devant la face
interne du condyle externe (fig. B). Le projectile est plutôt vers
l'interligne que vers le tibia. De profil, le projectile apparaît au
niveau de la pointe de la rotule, en arrière d'elle. Il ne subit
aucun déplacement pendant les mouvements du genou.

Opération, le 3 novembre 1914. — Chloroforme, docteur
Guiton; aide, Mme d'Ideville; opérateur, docteur Léo.

Une incision est pratiquée sur la face externe de la rotule,
comme pour une arthrotomie d'arthrite suppurée. L'articulation est absolument indemne de lésions. Une pince de Kocher
saisit très simplement le projectile dans l'intérieur de la cavité
articulaire, là où la radioscopie l'avait montré. Suites absolument aseptiques.

9 *novembre*. — Les fils sont enlevés.

11 *novembre*. — Possibilité des mouvements spontanés du
genou, de façon à peu près normale.

20 *novembre*. — Dix-huit jours après l'arthrotomie, le blessé
sort parfaitement guéri, et sans aucune raideur.

Ces deux observations très semblables, diffèrent par la
nature du projectile; une balle de fusil dans le premier
cas, une balle de shrapnell dans le second. Il est certain
que l'ensemble des observations faites sur les 660 blessés
de l'Hôpital temporaire n° 5 corroborent celles des autres
formations sanitaires pour mettre en évidence la fréquence
de l'asepsie des plaies par balle de fusil, en opposition
avec la septicité fréquente des balles de shrapnell, et surtout avec la septicité des fragments d'obus. Il est donc
utile de voir, par l'observation B, que les balles de shrapnell sont susceptibles, elles aussi, d'être aseptiquement
tolérées par les articulations du genou.

Beaucoup plus fréquents, cependant, sont les cas d'infection de cette articulation.

II. — Genoux septiques

Trois arthrites suppurées du genou ont été traitées, pendant les trois mois de septembre, octobre, novembre 1914, à l'Hôpital temporaire n° 5.

Deux fois, elles furent provoquées par des éclats d'obus, et une fois, par une balle de shrapnell.

Dans chacun de ces trois cas, l'arthrite était, à des degrés divers, en évolution à l'entrée du blessé, et le rapprochement de ces trois observations n'est pas sans intérêt.

Troisième cas

L'observation suivante est typique et présente tous les caractères habituels de l'évolution simple, sans complications, d'une arthrite suppurée traitée par l'arthrotomie classique. Le blessé qui en est l'objet est le même que celui de l'observation relatée dans le chapitre de l'héliothérapie (observation XV). Il me fut adressé, dès son arrivée à l'Hôpital, par le docteur Guerrier, médecin-chef de l'Hôpital n° 26.

Il est utile de reproduire cette observation, non plus au point de vue héliothérapique, mais au point de vue de l'effet d'un corps étranger septique sur une articulation du genou :

OBSERVATION C. — *Corps étranger (fragment d'obus) dans l'articulation du genou droit. Arthrite purulente. Arthrotomie à la néocaïne. Héliothérapie. Guérison.*

P. H..., du N° d'infanterie, est blessé le 8 septembre 1914, à une heure de l'après-midi. Il reste dans les tranchées jusqu'au lendemain trois heures du matin, 9 septembre. A ce moment, il gagne à pied, tant bien que mal, une ferme située à 3 kilomètres, où un major lui place un garrot fait avec sa cravate, au-dessus du genou, pour arrêter une hémorragie.

Au bout de trois heures, il est conduit en voiture à la gare de Dammartin; il est aussitôt placé dans un train. Le blessé devait aller jusqu'à Rennes, mais l'abondance du suintement sanguin obligea à le descendre en route, à E..., hôpital temporaire n° 26, le 10 septembre, à cinq heures du soir; puis il est transporté à l'hôpital temporaire n° 5, salle 14, lit 8, sur l'ordre du docteur Guerrier, médecin-chef de l'hôpital n° 26.

Le 11 septembre, on constate une arthrite suppurée du genou droit avec gonflement, rougeur et température élevée. Une plaie siégeant sur le bord interne de la rotule, donne accès dans l'articulation du genou. Le blessé est transporté à la salle d'opérations du docteur Léo.

Opération. — A la néocaïne, on agrandit cette plaie par en haut et par en bas; elle permet d'enlever le fragment d'obus représenté à la figure C, enclavé dans le bord gauche de la rotule.

Une deuxième incision est faite sur le bord externe de la rotule et deux drains sont passés en travers du genou, d'une incision à l'autre, sous la rotule.

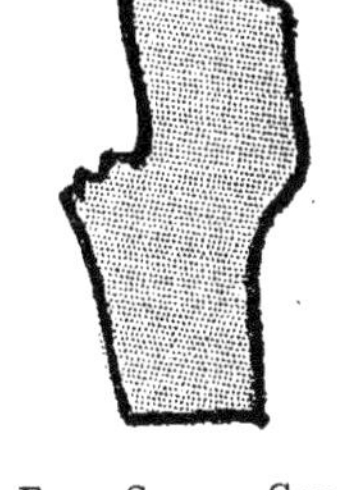

Fig. C. — Contour (grandeur nature) du fragment d'obus de l'observation C.

Le 6 octobre, on constate la cicatrisation des foyers, mais il s'en est graduellement formé un nouveau, *extra-articulaire*, sur la face interne du fémur; un drain y pénètre à une profondeur de 12 à 15 centimètres. La mise en place de ce drain, pour drainer ce foyer secondaire, évite une nouvelle incision. Héliothérapie continuelle.

Le 31 octobre, un drain est supprimé; la cicatrisation se fait rapidement.

20 *novembre*, à partir de cette date, le blessé circule dans la journée avec des béquilles, grâce à une genouillère silicatée, qui évite l'entorse de l'ankylose fibreuse, serrée, qui s'est développée à la suite de l'arthrotomie. Il marche sans appui le 30 novembre. En somme, cette arthrite purulente a évolué en soixante-dix jours et l'héliothérapie a joué un grand rôle dans cette évolution rapide.

La simplicité de l'acte opératoire qui put être mené à bien, avec une anesthésie purement locale, est due en grande partie, à l'absence d'hésitation du médecin-chef, le docteur Guerrier, qui adressa son blessé au chirurgien, immédiatement, et sans attendre que les lésions eussent progressé; ainsi, l'intervention a eu lieu trois jours après la blessure par l'éclat d'obus; en fait d'arthrotomie, c'est un délai extrêmement court. L'évolution parfaite de cette arthrite, qui ne donna pas un jour de souci pendant les soins postopératoires, confirme une fois de plus, qu'il ne faut pas attendre, pour ouvrir un genou, dans lequel il y a du pus.

Il faut bien dire aussi que l'héliothérapie très activement appliquée à ce blessé, après l'opération, a joué un rôle indéniable.

Quatrième cas

Le quatrième cas (observation D) a été traité d'une façon différente. Du 10 octobre au 6 novembre, pendant presque un mois, les lésions évoluèrent, sans intervention chirurgicale, dans une gouttière plâtrée, et avec l'espoir de la disparition graduelle de la suppuration, sans ablation du corps étranger. Cet espoir du confrère qui soignait le blessé fut déçu. Il m'adressa son blessé vingt-six jours après la blessure, et ce blessé n'avait été radioscopé que dans le plan frontal. Les douleurs très vives de l'arthrite suppurée, en évolution depuis trois semaines environ, la présence d'une gouttière plâtrée épaisse, avaient rendu l'examen de *profil* de l'articulation, impossible à exécuter. Le docteur Le Tellier, le radiographe dévoué de l'hôpital temporaire n° 5, avait fait son possible, mais en vain, pour triompher de cette difficulté.

Il est donc bien compréhensible que la recherche du

projectile *dans le genou* ait été vaine, puisque ce projectile qui, de face, paraissait médian, dans l'axe du genou, aurait, de profil, paru retro-articulaire, dans le creux poplité.

Cette recherche, du reste, n'était pas le but principal de l'intervention, destinée avant tout à ouvrir largement la synoviale pour assurer le drainage du pus qu'elle contenait, et ce résultat fut obtenu complètement.

Cette observation est fort instructive puisqu'elle met bien en relief les rapports des deux facteurs caractérisques des projectiles intra-articulaires :

1° Lutte contre l'infection articulaire;

2° Recherche du projectile.

Dans cette observation D, la lutte contre l'infection fut bonne, la recherche du projectile échoua. C'est une occasion d'étudier ce que doit être cette recherche. Elle doit être appuyée par deux radiographies, ou radioscopies, l'une de face, qui montre les rapports du projectile vu de front, et l'autre de profil, montre les rapports du projectile par rapport à une ligne antéro-postérieure.

La radiographie constitue le procédé de choix, le procédé logique. La radioscopie est toujours aléatoire, discutable dans ses résultats, et ne doit pas être préférée.

La manière d'employer ces documents radiographiques est la suivante : on repère le projectile *d'après le squelette*; on énonce *à haute voix*, le point de repère; par exemple, dans le cas de l'observation A (figure A), on dirait : « La balle est sur la face externe du condyle externe, plus près de son bord inférieur que de son bord supérieur (vue de face); elle est couchée parallélement à ce bord inférieur du condyle externe, dont elle longe toute la partie reculée, sans atteindre sa partie la plus antérieure (vue de profil). »

Ceci dit, on va à la recherche, *non pas du projectile,*

mais du repère squelettique, énoncé verbalement à la lecture de la radiographie. On ne cherche pas une balle, on cherche une face externe de condyle externe, au voisinage de son bord inférieur et dans sa moitié postérieure. La recherche rigoureuse de ce détail anatomique fait trouver en passant le projectile désiré.

Ce procédé est donc très fidèle dans les régions où les os fournissent des points de repère nombreux, ce qui est justement le cas de l'articulation du genou. Il est insuffisant, bien entendu, pour la recherche de projectiles dans les masses musculaires telles que celles de la cuisse, et dans les régions, je dirais volontiers, *trop* squelettiques, telles que la face, ou la base du crâne, dont les détails sont superposés, ou mal venus, sur la radiographie. Mais puisqu'il s'agit ici de projectiles intra-articulaires, cette règle squelettique de leur recherche garde toute sa valeur si elle est rigoureusement observée et basée sur *deux* images, *l'une de face, l'autre de profil*.

L'observation D, est précisément celle d'un blessé pour lequel une seule image, de face, put être obtenue.

Une deuxième image, de profil, aurait montré le projectile, très en arrière, dans le creux poplité, et non dans le genou. Deux images sont absolument indispensables si l'on veut obtenir un résultat certain.

OBSERVATION D. — *Corps étranger (balle de shrapnell)*
à travers le genou droit, avec éclatement de la rotule,
en plusieurs fragments.

G. P..., du X⁰ d'infanterie, blessé le 10 octobre 1914, est placé immédiatement dans un tombereau, qui le conduit à 27 kilomètres de Br... (Pas-de-Calais). Il y passe la nuit, et, le lendemain matin, est transporté à Saint-Pol, où il séjourne quarante-huit heures ; puis, départ en chemin de fer et arrivée à l'hôpital temporaire n° 5, à E..., le 14 octobre, à trois heures de l'après-midi, salle 17, lit 8.

On constate une plaie par projectile dans la région médiane de la rotule gauche. Le blessé est pansé à la teinture d'iode.

Une radioscopie faite uniquement sur le diamètre frontal, à cause de la présence du plâtre, et des douleurs vives dont souffre le blessé, atteint d'*arthrite suppurée* du genou, montre un projectile situé *derrière la rotule*, à une profondeur impossible à déterminer.

La difficulté d'une radioscopie de profil est assez grande pour que mon confrère, le docteur Guiton, passe outre, et me présente son blessé en me priant de l'opérer. L'indication d'une arthrotomie dirigée contre une arthrite suppurée du genou est tellement formelle, que je ne m'arrête pas non plus à l'absence de radioscopie dans le sens antéro-postérieur.

Je décide d'opérer avant tout, pour drainer le genou, et me réserve d'extraire le projectile, au cas où je le rencontrerais.

Opération le 6 novembre 1914. — Anesthésie, docteur Briand; aide, docteur Guiton; opérateur, docteur Léo.

On ôte le plâtre dans lequel se trouvait le membre inférieur.

Incision verticale sur le bord externe de la rotule, passant par la plaie d'entrée. Cette plaie contient un bourbillon épais, jaunâtre, adhérent, très fibrineux et très purulent. Elle se prolonge dans l'intérieur de la cavité du genou, avec d'autres fausses membranes allongées et semblant se diriger vers l'espace intercondylien.

L'incision donne un excellent accès sur la cavité articulaire du genou. Malgré les recherches les plus minutieuses, à trois reprises, aussi bien entre les condyles que sur leurs six faces, d'abord avec une sonde cannelée, ensuite avec le doigt ganté de caoutchouc, on ne trouve pas trace de corps étranger métallique; par contre, la rotule se trouve éclatée en nombreux fragments, gros comme des noisettes ou comme des petits pois, très adhérents aux trousseaux fibreux de la rotule; ils sont extraits à la curette; ce faisant, on ouvre un abcès isolé dans la paroi, au contact d'un fragment rotulien.

Il reste de la rotule la moitié interne. On fléchit le genou. Cette manœuvre ne permet pas non plus de découvrir aucun corps étranger. On pratique une contre-ouverture sur le bord interne de la rotule. On passe un gros drain, de l'incision externe, très longue, à l'incision interne gauche. On refait le plâtre, on touche à l'iode la longue incision externe.

Les suites opératoires furent simples et favorables. Le docteur Guiton expose le membre opéré aux rayons solaires, aussi souvent que possible. Le suintement purulent diminue graduellement. L'ankylose fibreuse est certaine dans l'avenir.

Le projectile repéré dans le sens frontal, se trouve manifestement dans le creux poplité, où il sera facile de le chercher après radioscopie, ou radiographie de profil. Les douleurs et le plâtre ont empêché de faire cette radiographie de profil dès le début, avant l'opération. Eût-elle été faite, qu'il eût été dangereux, dans une même séance, d'inciser le genou purulent, et d'explorer le creux poplité aseptique.

Cinquième cas

La dernière observation représente une variété de l'arthrite suppurée ; la suppuration a évolué lentement, progressivement, d'une part, elle a été localisée principalement autour de l'articulation, d'autre part. Il s'agit donc d'arthrite peu intense et de *périarthrite*. Quel rôle a joué l'héliothérapie partielle dans cette évolution ? Je ne serais pas éloigné de croire que c'est à elle qu'est du le peu de virulence de l'arthrite proprement dite. Il y eut une corrélation à peu près constante entre les chutes de température et l'héliothérapie, pendant toute la période d'expectative, avant l'intervention. C'est pendant une période sans soleil, sans héliothérapie possible, que les foyers de périarthrite se déclarèrent et évoluèrent.

Une observation isolée ne signifie rien. Néanmoins je suis amené à constater que deux cas d'arthrite suppurée ont été soumis à l'héliothérapie partielle : l'un le fut complétement et évolua sans incident en soixante-dix jours ; l'autre le fut incomplètement et évolua avec une arthrite à intermittences, et avec une périarthrite caractérisée, dont le résultat fut de laisser au genou quelques mouvements, susceptibles de développement dans l'avenir. A ce point de vue, la périarthrite la plus sévère est bien préférable à une arthrite seulement moyenne.

Voici cette observation :

OBSERVATION E. — *Corps étranger (éclat d'obus) dans l'articulation du genou droit. Périarthrite suppurée.*

H. P..., du Xe d'infanterie, est blessé le 6 octobre 1914, vers deux heures de l'après-midi. Il est transporté à bras pendant 1 kilomètre en arrière; là, il est pris par une voiture, qui le conduit à l'ambulance située 1 kilomètre plus loin. Il y passe la nuit. Le lendemain matin, il est conduit en voiture à la gare de Montdidier, d'où il est évacué en chemin de fer à E..., à l'hôpital temporaire n° 5, où il arrive le 8 octobre, à minuit, salle 4, lit 1.

A son arrivée, le genou est le siège d'un gonflement douloureux, mais modéré, et la température est légèrement au-dessus de la normale. On se contente d'un pansement à l'iode et à la gaze stérilisée. Graduellement, le genou devient plus gonflé, la peau plus rouge et tendue, et les douleurs augmentent.

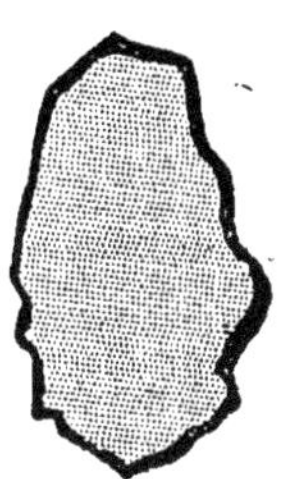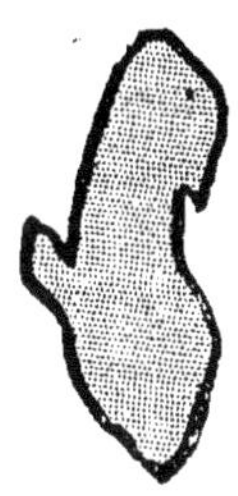

FIG. E. — Contours (grandeur nature) du fragment d'obus intra-articulaire de l'observation E.

Le 20 *octobre*, on pratique une intervention très modérée, indiquée par la radiographie, qui a montré un fragment d'obus, situé sur le bord externe de la rotule.

Opération. — A la néocaïne, on agrandit la plaie d'entrée du projectile, situé à ce niveau, et *on l'extrait facilement* (fig. E). Derrière le projectile, s'écoulent plusieurs cuillerées de sérosité, mêlées de flocons fibrineux et colorées par le sang épanché. On met un drain dans l'articulation du genou pour drainer cet épanchement. On immobilise avec un plâtre, et on met en œuvre l'héliothérapie.

24 *octobre*. — On constate que cette intervention très limitée a été insuffisante, le drainage se fait mal, il doit être complété à chaque pansement par l'expression du contenu du genou. Néanmoins, comme ce liquide est devenu transparent et très différent du liquide épais avec flocons fibrineux qui était secrété les jours précédents, on espère éviter une nouvelle incision de l'articulation.

31 *octobre*. — Grâce au soleil employé plusieurs heures de suite, l'arthrite purulente semble évitée; un certain degré d'œdème persiste.

1ᵉʳ *novembre*. — A partir de cette date, l'héliothérapie est très réduite; l'arthrite évolue de nouveau vers la suppuration.

11 *novembre*. — La rétention dans le genou est manifeste. On pratique l'arthrotomie.

Opération. — Chloroforme, docteur Guiton; aide, Mme d'Ideville; opérateur, docteur Léo.

On constate, sous anesthésie, que le drain pénètre bien dans l'articulation, mais que les foyers sont *périarticulaires* et non pas *intra-articulaires*.

Au-dessus de la rotule, à quatre travers de doigts au-dessus d'elle, on fait une incision sur le foyer fluctuant, qui conduit sur un phlegmon profond. Une longue pince est introduite dans ce foyer; elle aboutit à la face interne du genou, *en dehors* de l'articulation. Une incision est faite sur cette pince. qui attire un long drain antéro-interne. Une certaine diminution de température se produit les jours suivants, mais, le 27 novembre, elle s'élève de nouveau. Il est nécessaire de pratiquer *une contre-ouverture*, cette fois-ci, à la *face externe du genou*, en dehors de l'articulation.

Deuxième anesthésie sous chloroforme, grâce à laquelle on fait l'incision sur le foyer fluctuant, au-dessus de la tête du péroné. Un drain est introduit dans ce foyer. A partir de ce moment-là, la température tombe définitivement. La guérison se fait rapidement. L'examen du genou montre la persistance des mouvements de l'articulation daus une certaine mesure. Ce fait concorde bien avec la situation extra-articu'aire des collec-

tions purulentes et avec l'atteinte relativement peu importante
de la synoviale du genou.

III. — Conclusions

La présence de projectiles aseptiques dans un genou
aseptique exige leur ablation aseptique, facile à réaliser
dans un milieu réellement chirurgical.

Les projectiles septiques déterminent des arthrites
suppurées, c'est-à-dire des lésions très sérieuses, susceptibles de complications graves et qui, en dehors de ces
complications, déterminent, *pour le moins*, une ankylose
serrée et définitive.

L'héliothérapie partielle est un moyen à employer,
autant que possible, dans le traitement de ces arthrites;
mais l'arthrotomie avec drainage intra-articulaire, sous-
rotulien est le traitement réel, qui doit être mis en
œuvre, aussitôt que le diagnostic d'arthrite suppurée est
établi.

TABLE DES MATIÈRES

TABLE DES FIGURES

Imprimerie de J. Dumoulin, à Paris. — 386.12.14.